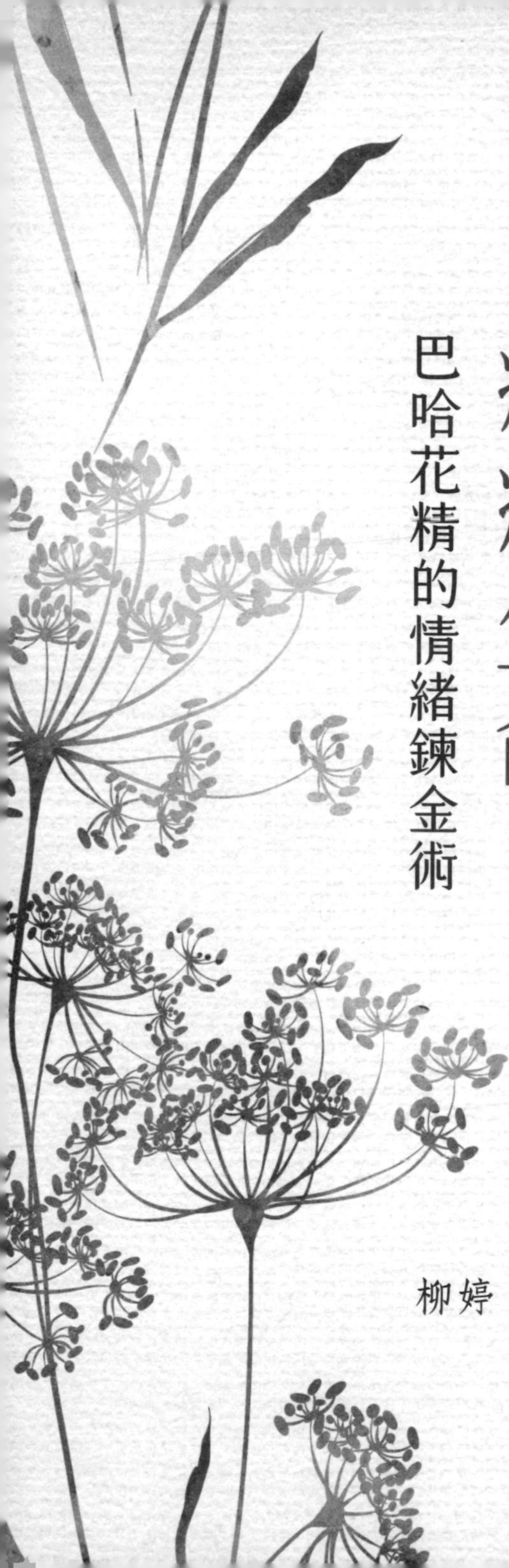

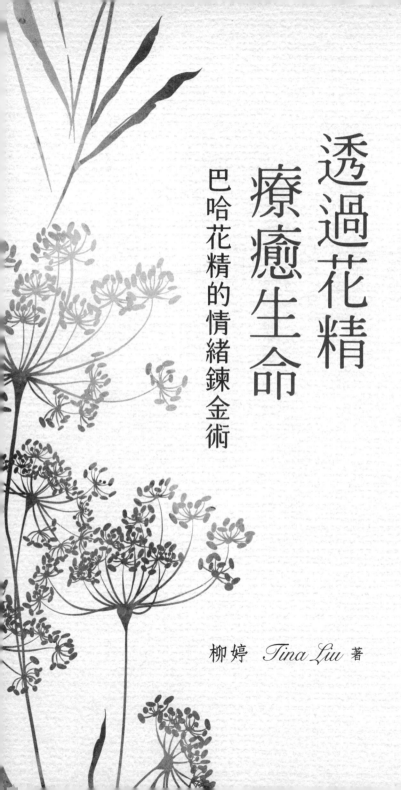

透過花精療癒生命

巴哈花精的情緒鍊金術

柳婷 *Tina Liu* 著

目錄

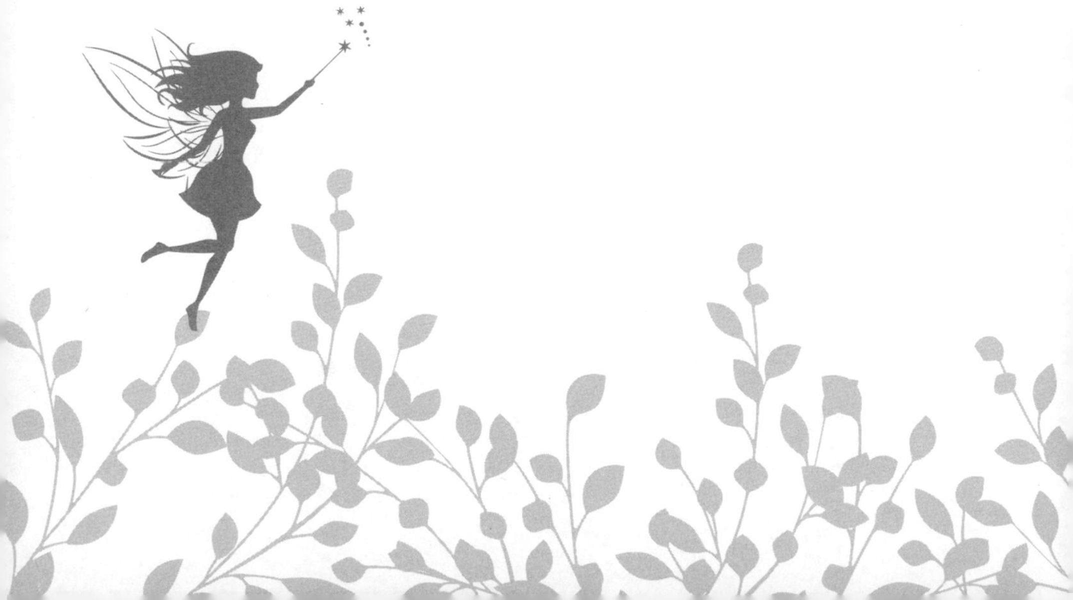

第三篇　關於三十八個好幫手　61

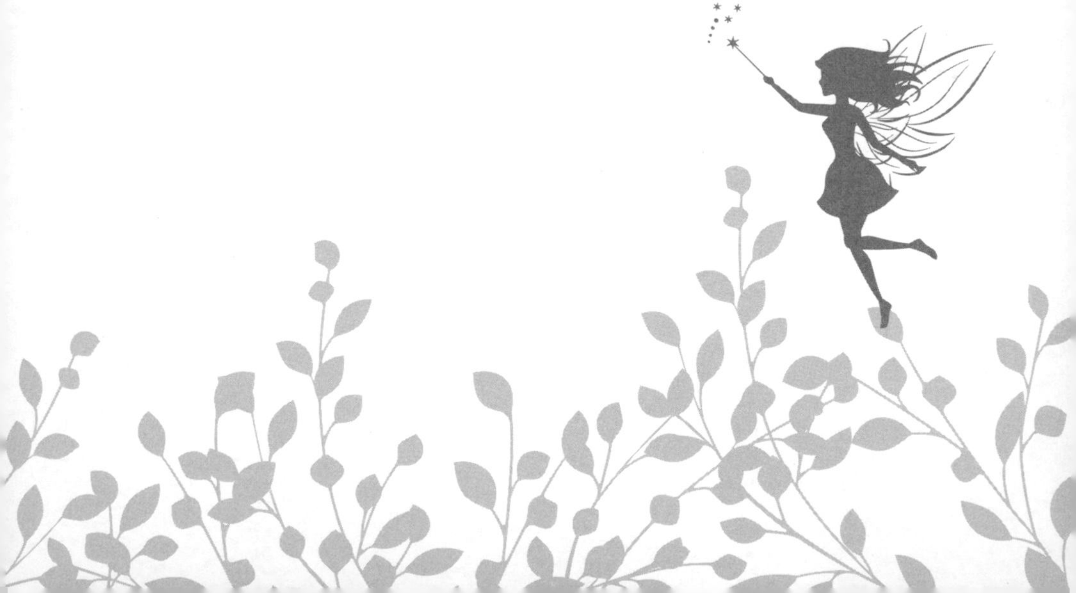

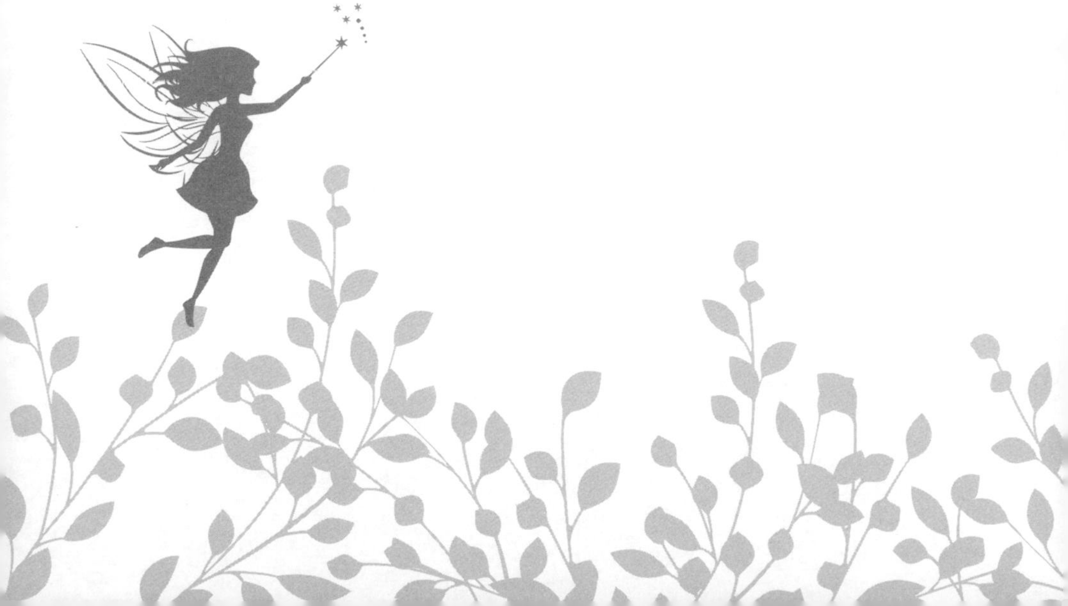

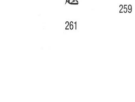

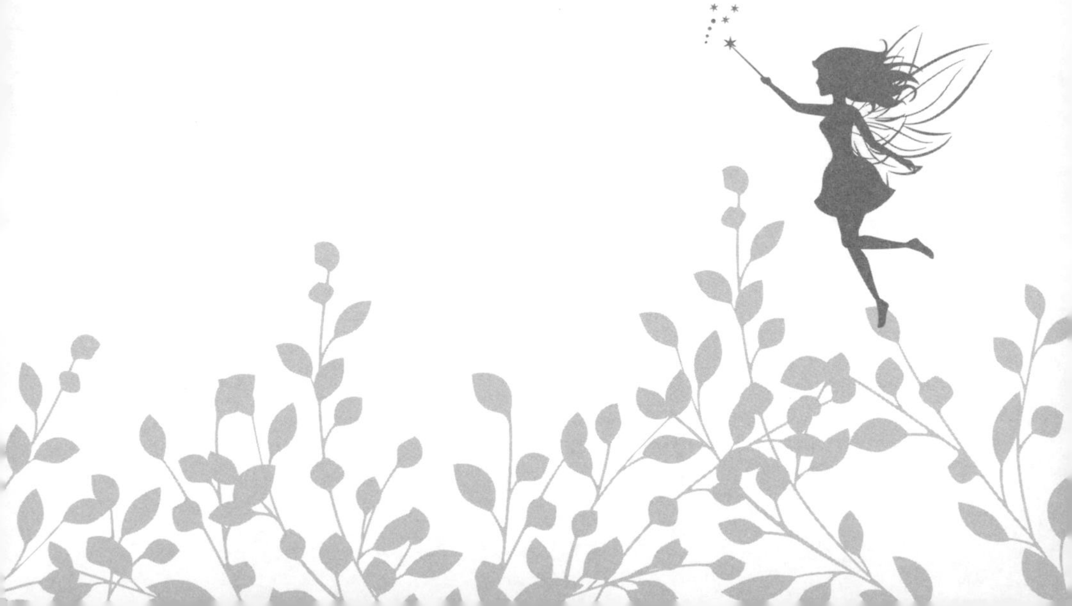

作者序

柳婷（*Tina Liu*）

這是一本以陪伴爲目的的花精書，期待更多人自學巴哈花精的療癒方式，並讓花精走進生活。這本書提供詳細且完整的資訊，能讓讀者輕易上手，用來自我療癒，當然若能自癒而後癒人，就更好了。

這是一本比簡單說明花精療法還更深入的書，協助讀者在認識花精的同時，也開始探索認識自己。後疫情時代，人們需要新的健康對策、新的生活態度，以及新的自我提升。我們不僅要關心眼前面臨的問題與挑戰，更要記得超前部署，爲自己的生命建立一個全面健康、喜樂，對逆境免疫的優良體質。

這也是一本專門爲當今中文讀者所撰述的花精書。不同於翻譯作品，文化差異總有隔靴搔癢之感。本書期望以更生活化的中文語言與實例，引起讀者共鳴。

在一開始的這篇序裡，我也想與讀者分享我個人的花精經歷與生命轉變。早年的我就是遵循著一般社會教育體制下長大。非常務實、有條理又講求效率的我，一直是以大腦爲首領，操控著我的身體、壓抑著我的情緒。

有很長一段時間兼顧工作、家庭，我總是蠟燭兩頭燒，加班熬夜通通來，很少考慮健康與否的問題。不只因爲很少生病，更是打從心底覺得這麼多責任，「我沒有資格生病」。在過去，不愛看病，不愛吃藥的我，是假裝忘記人吃五穀雜糧，總會生病這回事！我對身體、對情緒的態度如同暴君，打壓它們到最深的冷宮而不自知。

在工作極度忙碌的時期，身體出了狀況，開刀切除子宮，術後人變得虛弱。直到元氣大傷之後，我第一次發現人生很多事不是只憑努力就可以的，身體也有力不從心的時候。身體不聽頭腦的使喚後，我的心靈也跟著想要脫離大腦的指揮。在休養期間，時常冒出很多人生哲理的大哉問，自此，我開始接觸自然療法，也開始走向心靈修習。

第一次使用花精的感受好奇妙，因爲那不是來自頭腦的指令：「別再想了！別沮喪了！」那是一種自然而然的，撥雲見日的輕盈，一種陰霾掃除的乾淨明晰。本來就喜愛花草的我，從此更一頭鑽進了花的能量王國。我終於從意志力的專制中轉向，開始傾聽身體，領會情緒，體驗它們背後帶來的教導。

我們自己以爲認識的自己，永遠都不夠，但是開始認識花，花會告訴你有關你不知道的一切！

我有一個朋友溫和、善良、穩重，感覺頗爲接受她的人生。但是一個夏天發生了影響平靜生活的事件，她的身體承受不住了，積累的壓力讓她得了帶狀皰疹。我發現總是習慣說「還好」的她，挑選出來的花精是「荊豆」（對生活絕望）。花——透露了她潛意識想表達的情緒，也說明了她掛在嘴上的「還好」並非眞的「還好」……

另一個單親朋友因爲遷居到一新的城市，她說女兒因學業壓力而轉爲身體的症狀——無法呑嚥。原本個性內向、乖巧的她，當然讓媽媽擔心不已，但一經交談，發現孩子也有「紅栗花」（擔心所愛的人）情緒，原來她更擔心的不是自己，而是媽媽！當我告訴媽媽，孩子很擔心你呢！未曾考慮過這點的她也流下感動的淚來。

我自己也是一樣，自認爲我是勇敢、樂觀、向前衝的牡羊座，但經由理解花精，深入連結我的內在小孩，才發現有部分的我其實非常膽小、極度沒安全感，害怕權威，只想被肯定，還容易自責內疚。與這些有關的枸酸醬、矢車菊、松樹的情緒面向，硬是被我深埋了幾十年。當它們被一些巴哈醫生的文字與花精能量觸動而冒出來時，我也曾落淚並得到釋放，重新認識了自己陌生的一面。

覺察自己不易，容易糾結於那些已經發生的事件，但每當我們面對該如何選擇用什麼花精來調理自己的情緒時，就必須將注意力往內轉，直面自己的內心。三十八種花精的不同氣質，代表了一個人各種可能的情緒面向。而每一個花精的頻率都整合了該情緒正面、負面的兩極能量，輕鬆地就以高頻引導低頻的能量運作方式，讓我們不帶批判地接受自己的狀態，獲得領悟並往正面調整。

從事花精師的情緒諮詢工作以來，包括接觸的個案，生命中跟我有關連的有緣人，各個都是我學習的貴人。讓我瞭解到人人都有獨特、隱性的一面，深入明白情緒底下有著許多可供我們學習成長的課題。我漸漸能接受人同時具有局限性和無限性！

感謝所有生命中的貴人帶給我的經驗與智慧，增添我對花精療癒的深刻體會，並完成這本書。也感謝橡樹林出版社在出版我們的譯作《綻放如花：巴哈花精靈性成長的教導》後，再給予我機會，讓這本計畫已久的作品與《巴哈花精情緒指引卡》同步出版。感謝嘉芳總編及所有的工作夥伴。

花精師不是醫師，也不是魔法師，只是本著同理心，幫助對方「覺察自己」，看到自己受困中的情緒，並願意在花精陪伴下改變自己。從初始的苦惱與沉重，到之後的轉變與笑靨，我們所有人雖有不同的生命故事，但實際上我們也都一樣，即便有脆弱的人性面，卻也有可以回復完好的自性之光。

人生道途上總不免起起伏伏、跌跌撞撞，稱它爲生命河流中的大小石頭也罷，稱它爲層層堆疊的烏雲也罷，它們卻都是轉化我們的難得機會，好好利用這些機會反轉人生吧！透過巴哈花精的學習與陪伴，再加上自我覺察，我相信每一個人都可以敞開心、綻放光，回到自在與幸福，創造屬於自己的健康、喜悅、充滿愛的生活！

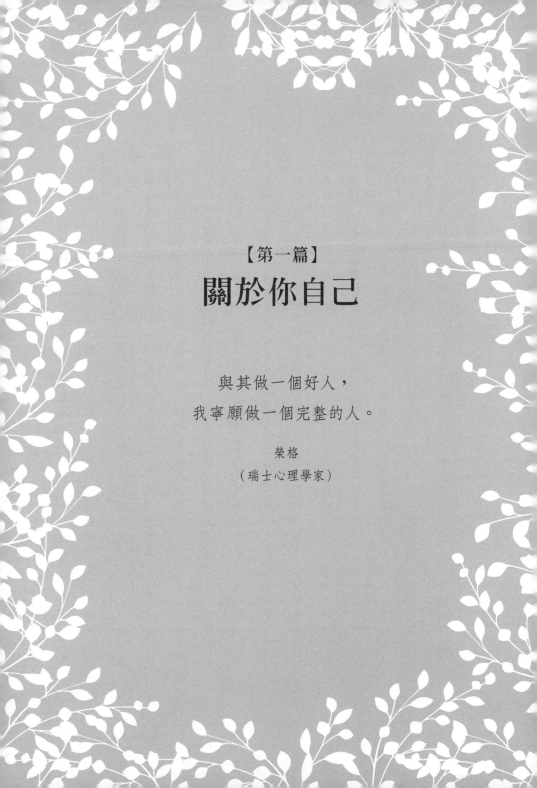

【第一篇】

關於你自己

與其做一個好人，

我寧願做一個完整的人。

榮格

（瑞士心理學家）

曾經聽過這麼一個故事。有位弟子請教師父：「您能談談人類的奇怪之處？」師父回答：「他們急於成長，然後又哀嘆失去的童年；他們以健康換取金錢，不久後又想用金錢恢復健康。他們對未來焦慮不已，卻又無視現在的幸福。因此，他們既不活在當下，也不活在未來。他們活著彷彿自己從來不會死亡；直至臨死前，卻又彷彿從未活過。」

不清楚這個故事的時代背景，但是它卻一針見血地說中全世界現代人的狀態，終日忙、盲、茫，跟隨著慣性自動化反應的人們，眞的應該停下來思索一下。很多人以爲自己孜孜矻矻，努力奮鬥，至少是爲了「更好的生活」，但追求物質能帶來快樂嗎？一路追趕的過程中，你又失去了什麼？在生活的需求之上，你是否渴望找到自身獨特的生命意義？或者說得直接一點，驅動你日復一日晨起的理由到底是什麼？

還有一個大家或許聽過的小故事：一個乞丐每日坐在街口伸手向路人行乞，每天只惦記著面前骯髒的罐子裡，人們投進來的銅板能否足夠爲自己今日餬口，他卻渾然不知天天都坐在上面的那只破舊木箱子裡面，其實裝滿了金幣。

這不是一個乞丐變富翁的笑話！令人感嘆的不只是這位乞丐，還有我們自己——向外渴求的，卻不知自己需要往內尋找；以爲匱乏的，卻不知自己早已擁有……忙、盲、茫三個字，已經點出是心「亡」了，和自己失去連結了。

一般人都以爲幸福是一種「加法」，如果我能再擁有什麼，就幸福了，然而無論那個「什麼」是財富、愛情、親情、房子、車子、地位，最終會發現所有外在的擁有物都不能帶來持久的幸福。

如果視幸福爲「減法」，我們只須去除阻礙我們感受本質裡的愉悅、安定、信任與愛的因素。也就是去清理、淨化阻礙我們發現本自俱足且幸福的負面情緒、負面信念、負面習氣，一切反而變得容易了。

因此，要關心自己，首先需要把注意力往內轉，回到「心」，全面地關心這個被稱之爲「自己」的完整的「人」。說到人，就不得不關注屬於人的身體、人的情緒與人的想法，這幾者之間彼此息息相關。讓我們一起藉由認識花精，展開一段我們發現自己到底是誰的旅程吧！

一、認識自己

我們一般以爲的「我」（ego），是所謂我的「身份」（identity）與我的「擁有物」（property）再加上我的人格（personality）組成的。比如：我是一位女性，我是一位母親，我有兩個孩子，我有一份工作，我是一個積極樂觀的人等等。但這些只是「我的……」，並不等於「我」。「我」（self）到底是什麼？單單一個主詞——「我」，到底包含了什麼？

如果說「身心靈成長」的歷程，就是「回歸眞正的自我」的過程，**那麼「回歸自我」的第一步，就是瞭解自己、認識自己**。

我們每一個人不只有一個看得見的身體，還有看不見但確實存在的情緒體、心智體與能量體，這四大體系可以說是我們生活在世間的主要配備，而一個人的意識層級才是帶領生命方向，打開經驗可能性之主宰。在自我認識的道路上，我們不僅要關心身體自我的物質部分，也必須認識那些雖觸摸不到，但感知得到的情緒、思想與能量，以提升自己的意識層級。

一般人都從未深入認識過自己的身體，更別說還要往內瞭解自己的想法、情緒、信念、性格、渴望、障礙、潛意識等等，實屬不易。**不過這一切都可以從「覺察」開始著手。**既然花精主要是療癒人的情緒，**我們不妨就從練習覺察情緒著手，開始一點一滴認識眞正的自己。**

情緒、感受與身體反應

我們該如何定義情緒、認識情緒、覺察情緒？人類生就被賦予七情六欲，因此喜、怒、哀、樂、憂、思、恐，人人都有。有些單純的原始情緒如恐懼、憤怒，動物也具有，但現代人的情緒演化得更爲複雜，單純的原始情緒中，還糾纏了過往經驗、思想、信念、習氣，潛意識與無意識，形成更複雜細分的情緒。我們常常以「我感覺」或「我認爲」作爲表達的開場語，但感覺不只是來自感情系統，認爲也不只是來自理性系統，因爲感覺中已經免不了的帶有判斷，認知中也總包含著情緒感受。

普遍來說，人們都歡迎好情緒，排斥壞情緒。即使是深愛自己孩子的爲人父母者，看到孩子天眞的笑容，可以開心滿足許久，但面對一個不停啼哭的小娃娃，不但束手無策，還可能連帶影響了心情，變得沮喪、煩躁、討厭起來。

這世上有一直掛著笑容的小孩嗎？或是啼哭永不終止的小孩嗎？答案是沒有。他們的情緒總是最純潔、最直接的表達，所以你會看到他們情緒瞬間的轉變，破啼爲笑（可能是媽媽的一個即時擁抱，化解了心中的害怕）、笑完又哭（當下尿布溼了好難受）。那就是一種清晰的示範，**因爲情緒是對接收進來的訊息起反應，情緒只是能量的流動**。

我們漸漸長大，成熟，都被教育成爲要有禮貌、有教養，要能控制自己的情緒。誰也都知道壞情緒，或是大起大落的情緒是不被大眾接受的。因此我們學會壓抑、世故、掩飾、逃避，不誠實地面對情緒和自己。

越長大，越不能直接地反應情緒，甚至久而久之自己也忘記了什麼是內在眞實的情感。當這股情緒能量強大且衝動地表達時，我們會覺得不由自主，倒過來反被情緒控制，或陷在負面中久久不能自拔，還把這情況貼上一個負面的標籤，稱之爲「情緒化反應」。

我們的感官有如雷達，負責接收訊號。但訊號往往以極快的速度和想法、情緒連在一起作反應，所以每個人都有好惡、偏見，有所謂自己的觀點和認知。這些經驗累積形成記憶，也會儲存在身體中。平時表現合宜或是隱忍，但難免在無意間還是會自動且衝動地反應出我們內在的情緒感受。

比如：長期相處的家人、情人之間發生衝突之際，總是會互相責怪，自己會覺得是「對方惹怒了自己」或「他踩了我的地雷」。其實當下事件可能只是小的導火線，實際上它們是引發了自己的舊情緒。**對方踩了你的引線，但地雷卻是你埋在自己心中已久的炸彈**。唯有瞭解自己慣性的情緒反應，療癒那個爆發反應背後的原因，我們才能有意識地重新選擇如何面對外來的刺激與訊號。

情緒與身體緊密相連，情緒可以隱藏，但身體卻是誠實的。中國文字裡早就告訴我們：**如哽在喉、肩頭重擔、大動肝火、焦頭爛額……**中醫所說的喜、怒、憂、思、驚、恐、悲，很接近心理學所說的恐懼、憤怒、創傷、悲傷、擔憂、壓力、過度興奮等。老祖宗傳承下來的中醫系統更是早就將情緒與器官的病症連在一起，如：怒傷肝，恐傷腎，悲傷肺等等，都有其臨床上的驗證。

只是我們常常忽略、壓抑、無視身體想表達的情緒，直到情緒與壓力積累過多，形成了身體的症狀，我們又將焦點都放在治療身體顯現的病症上，算不算畫錯重點？只治療「果」，不治療「因」，怎麼能拾回眞正的健康？

近年社會上更是鼓勵大家散發、傳遞「正能量」，情緒管理得當的人被稱爲情商（EQ）高。表現於外的正能量、高情商，就像住家前院或前陽台布置的美麗花園一樣，當然受到大家的肯定與歡迎，繼續鼓勵我們強調、展現自己的這一面。但是回到現實，就如同每一家的後門或後陽台都有必須要處理的垃圾，**你是怎麼處理情緒垃圾的呢**？

蓋瑞．祖卡夫（Gary Zukav）在其著作《靈魂之心》（*The Heart of the Soul: Emotional Awareness*）中說出：「**每個被壓抑的負面情緒都是提醒我們靈魂的信息，尤其痛苦的情緒。提醒我們要覺察並釋放。**」感到痛苦時，需要感謝這個機會，因爲它提醒我們去注意自己需要療癒的部分，療癒之後，才能實現自己最大的潛能。**覺察自我，就是從覺察自己的情緒開始**。想要關心自己身體的人，必須從關注情緒開始；想要提升自己心靈的人，也要從關注情緒開始。

情緒與思想

情緒會激發思想，思想與行爲往往是根據自己的經驗而來。「思想」是對外在刺激、內在感受、情緒的認知。「信念」是價值觀、看法，或已經形成的思想模式。「行爲」是綜合以上的外在表現。

無論是古代經書，還是現代新時代書籍都這麼說：「**你創造你的實相，你怎麼看這個世界，這個世界就是怎麼樣的。**」我們或許以爲大家看到的眞相是同一個，事實上每個人都戴著一副有色眼鏡——**自我認知**，因此每個人看到的世界都是自我投射。同樣的，**你怎麼看自己，你也就展現出是一個怎麼樣的人**。

這副有色眼鏡——自我認知，讓我們處於同一狀況時，每個人卻都有自己的看法，獨到的解讀。這就是心理學上說的選擇性的注意力、選擇性的認知與選擇性的記憶。你一定有過這樣的經驗：成年後的手足聊起童年，會發現彼此記憶的焦點並不太一樣，同一個家庭內，父母對待子女的方式，手足之間解讀竟然大不同。同樣道理，路上陌生人隨意撇了一眼，普通人可能沒事就過了，流氓的認知就覺得對方在找碴、想打架，這是他自己的內在惡霸、看誰都不順眼的投射。

思想、感覺和行爲交互影響，不過力道最強的卻是情緒。當行動與思想被強烈的情緒觸動時，我們的行動和思考會像著了魔似的被情緒帶著走。例如，當半夜睡不著，一直爲明天的事擔心而輾轉反側；不停回想已經失去的戀人讓自己陷在心碎悲傷中，這般強烈的情緒會將自己陷在強迫性思想中。即便沒有這麼強烈的情緒影響，一般自認理性的人也無法保持絕對客觀，我們所有人的看法都帶著主觀，帶有個人情緒或感受的。

恐懼還是恐懼感？

「一朝被蛇咬，十年怕草繩」這個人人皆知的中文成語，最容易用來說明情緒與思想信念的關係。「一朝被蛇咬」，表達曾經有「一次」的負面經驗（被蛇咬），這是實際發生的事實，被咬的當下身體會痛、心裡會恐懼，腦海也可能出現「毒蛇眞可怕」或「這裡危險」等等的負面想法。這就種下了「恐懼」的情緒陰影。「十年怕草繩」則說明，其後很長一段時間（十年）都害怕，並且將害怕的範圍擴大到了所有「長長彎彎的東西」（草繩），這不是眞實的「恐懼」，這是「恐懼感」。

「恐懼」是正在經驗中的當下感受，而「恐懼感」是混合負面情緒與負面思想的防備意識，是記憶中的印象，形成一個負面模式。我們以感官偵測，將信號輸入神經系統，大腦透過過去經驗的模糊比對（蛇和繩子很像）立刻以防禦方式自動化反應。不到一秒的時間，我們會腎上腺素飆高，起雞皮疙瘩、尖叫，然後才發現是虛驚一場。

當然，這樣的說明很能讓人立刻理解一些誇張的「恐懼感」。但實際上，很多並不誇張的恐懼感、憤怒感等也是以此類推的方式，形成了很多的負面想法、負面信念、負面習慣，只是不易察覺罷了。**直到重蹈覆轍的情緒舊模式，讓我們一再受阻，遭遇身、心的困難或逆境，我們才想要突破或改變。**

要知道想法和情緒都是能量，也是生命力，會像滾雪球般地長大。我們越相信、越執著，就越賦予它們能量，這些想法就會成長，在外界搜尋著類似構成的概念，並創造出一個實相。正面想法顯化叫「心想事成」，然而負面想法也同樣會實現啊。

情緒與能量

量子物理學家已經證實我們所謂的物理世界，其實不是由固體物質所構成，而是由「能量」這個基本元件所構成。所有物質中的原子、次原子、分子、粒子，只要持續地細分下去，會發現99．9％都是空的。萬事萬物都是能量構成。**物質與能量全都在同一個宇宙大能量場中，以不同方式呈現罷了。**

人當然也是能量組成的，微生物學家也以實例證明，若從原子層觀看，構成人體的細胞其實就是能量的旋轉模式。無論能否感受到，每一個人都有自己的能量體，也對身體周邊看不到摸不著的「氣場」有不同程度的敏感，這是不爭的事實。

就算自稱麻瓜，但你是否發現自己進入一個人數眾多的會場或餐廳，會不經意地挑選一個合意的落座位置，有時你可能坐下，又改變主意想換個地方？在這不經意中，其實你已經在用自己的能量感知能力了。你也可以觀察自己與周圍的人們，當一個人心情好時，總是充滿能量，元氣滿滿，會有一股想要推動自己去活動、表達、創造的欲望；當心情低落時，就會感到疲憊、沉重，提不起勁，死氣沉沉。（只要能感受到這些能量差異，你就絕非麻瓜！）

如果以常態分布來看，小孩與年輕人的能量較充沛，他們一天的活動量雖多，也依然充滿活力，甚至蹦蹦跳跳，他們的能量好像嶄新的手機電池，常保充足。年紀越大的人，越顯得身體沉重、彎腰駝背，舉步蹣跚，他們的能量就好像舊的手機，電池再怎麼充，也很快進入耗損的狀態。

我們和充滿活力的人相處，會被感染帶動，變得更有精神、懷有希望；如果跟厭世沮喪的人相處後，自己也會非常疲憊。能量的交流，就在我們五官未能察覺的狀態下，悄然地也必然地進行著。

能量的比較

1. 能量的表達與比較：

頻率	低——高
密度	大——小
波長	長——短
振動	慢——快

能量，看不到、摸不著，但是可測量、評估，也可以根據個人的五官感受瞭解一二。能量主要以動能形式呈現，依據其運動狀態、運動速度，得以比較其頻率的高低、波的長短、密度的大小，或振動的快慢，在兩端之間存有許多不同的程度差異。

當你被自己的負面情緒、思想困擾時，或是聽人抱怨、觀看負面新聞時，你在當下也被它們的頻率拉低了，變沉重了。對於這種無形的能量影響，敏感者可以察覺，大部分人雖不自知，但身體會覺得疲憊、沉重、壓力變大。（這時你感受的能量就如前頁圖示的第一排，屬於頻率低、振動慢、波長且密度高。）

當我們走到大自然，總會情不自禁地想要伸開雙臂深呼吸；看到美的事物，心裡由衷起了感動，會微微蕩漾；常常與小孩或寵物玩在一起，也會感染了他們的愉悅與純眞，不知不覺帶來一種安慰或提升的力量，讓人跟著腳步輕快、嘴角上揚。（這時你感受的能量就如前頁圖示的第二排，屬於頻率高、振動快、波短且密度低。）

簡單地說，這就是**高頻能夠提升低頻，光可以照亮黑暗的道理**。

2. 能量等級圖表：

左頁圖是大衛．霍金斯（David R. Hawkins）在其著作《心靈能量》（*Power VS. Force: The Hidden Determinants of Human Behavior*）提出的情緒能量評量表，可以看出負面情緒的頻率遠低於正面情緒的頻率。看看自己長期待在哪些情緒中徘徊？情緒正向穩定的人，可能偶爾小幅擺盪，有些情緒上上下下，也屬正常。如果總是處於低頻的負

意識能量的地圖

神性觀點	生命觀點	等級	能量級數	升降	感情	過程
大我	如是	開悟	700-1000	⇧	妙不可言	純粹意識
一切存在	完美	安詳	600	⇧	極樂	覺照光明
一體	完整	喜悅	540	⇧	寧靜	變容顯光
慈愛的	仁慈的	愛	500	⇧	崇敬	天啓
有智慧的	有意義的	理性	400	⇧	瞭解	抽象
仁慈的	和諧的	接納	350	⇧	寬恕	超越
啓發性的	有希望的	意願	310	⇧	樂觀	意圖
賦能的	滿足的	中立	250	⇧	信任	釋放
允許的	可行的	勇氣	200	⇳	肯定	賦能
冷漠的	苛求的	驕傲	175	⇩	輕蔑	自誇
想報復的	敵對的	憤怒	150	⇩	仇恨	侵略
拒絕的	失望的	欲望	125	⇩	渴求	奴役
處罰的	令人恐懼的	恐懼	100	⇩	焦慮	退縮
輕蔑的	悲劇的	悲傷	75	⇩	懊悔	消沉
譴責的	無望的	冷漠	50	⇩	絕望	上癮
懷恨的	邪惡的	愧疚	30	⇩	指責	破壞
鄙視的	悲慘的	羞恥	20	⇩	恥辱	消滅

面之中，一旦習以爲常，這些負面情緒將形成像鉛塊一樣的重量，讓自己往下滑，若無法煞車，就很難以一己之力提升回復。

我們也不妨將這圖表中能量的最高頻率，看作是來自宇宙源泉的能量，箭頭往下行走，好似源頭愛的頻率不斷降頻，最終來到墜落的谷底。反過來看，一個人若是隨著朝上的箭頭調整自己，頻率則不斷向上攀升，朝向光，也就回到源起的天堂。這麼看來，**「天堂、地獄存乎一念」，形容正是頻率的高低啊。**

二、人爲何生病？

過去的積累

今日的我，是昨日之我點點滴滴的累積。愛惜自己，平常就要觀察自己的生活方式、飲食方式、作息方式、身體姿勢、性格、情緒、想法等等。如果我們沒有將注意力放在觀察、關心自己上面，身體的疾病當然就不知不覺中逐漸形成了。**其實不只身體會生病，當人生走到瓶頸，遇到生命難題時，往往也就是我們的情緒、思想、關係、處境「生病」了。**

從事身心能量整合工作的肖然醫生在其著作《七種形體隱藏的心靈密碼》中，提出疾病不僅僅是身體某一器官或某種功能出現了故障，而是可能在以下各方面出了問題：

1. 不健康的生活方式：

現代人跟古人相比，與大自然接觸太少；太多的冷氣房；不踩土地、不流汗；3C產品造成的低頭族、久坐族、晚睡族；還有刺激性的飲食習慣等等。

2. 未完成的事件：

完形心理學提出的概念裡，創傷是指某種沒能獲得圓滿解決或未被彌合的過往情境。包含引發出來但未被表達的負面情緒，如：悔恨、憤怒、埋怨、遺棄感、罪惡感等等。這些創傷不只在記憶中儲存，也在身體細胞中沉積著。

3. 固化的性格/信念：

嬰兒的能量與身體都很柔軟，他們充滿活力，餓了就哭，飽了就睡，但漸漸長大就形成個性，有自己的想法、原則。經歷人生越久，也越容易固執己見，中老年人若是越固執相信自己深植在腦海中固有的觀念，身體也越容易出現固化的疾病，如：四肢僵硬，血管硬化、腫瘤、結石、纖維化、鈣化等等。

4. 不和諧的人際關係：

我們生活的環境中人際關係是否和諧，對我們的情緒與身體健康影響非常大，尤其是自小耳濡目染的原生家庭關係，安全感、互動模式、愛的匱乏、信任等等議題，往往是身體疾病形成的起因。

干擾的結果

巴哈醫生在在其著作《釋放自我》（*Free Thyself*）一書中提到：「當我們允許別人干擾我們的人生目標，並在我們心裡萌生懷疑、恐懼或漠不關心時，疾病就會出現。**疾病**（disease）**的英文，是**（dis-ease，**不安適**）**就是對干擾的反應**。」

巴哈醫生也說：「疾病是有形身體因個人拒絕遵從靈魂指引而導致的結果。例如：

不聽從心中那小小持續不斷的聲音，忘記了內在的神性，將自己的願望強加諸在他人身上，或讓他人的建議、想法與指令影響自己。

「**然而，所有的人生都會遭遇到干擾，這也是神聖計畫的一部分。這是必要的，如此我們才可以學習勇敢面對**。事實上我們可以把這些干擾看成可敬的對手，其存在是爲了要幫助我們更強大，瞭解自身之內無敵的神性。」總的來看，干擾可以分成三類：

1. 干擾別人：

一些人喜歡干涉別人、掌控別人，無論是強勢跋扈，還是以愛之名，這都爲他人帶來了困擾。

2. 被別人干擾：

這些人就是被上述強勢之人所影響的對象，他們無力保護自己，反而允許了他人干擾自己。

3. 被自己干擾（庸人自擾）：

很多時候，我們覺得被干擾，卻不見得是來自他人，而是受到自己負面狀態的干擾與抵抗。

我們可以檢驗自己，看看生活中是否處處充滿這三種干擾？而三種干擾中，你又多半受困於哪一種？你會發現干擾總脫離不了自己與他人的糾葛，也就是我們的人際關係。

互相干擾的議題中，又免不了包含了互相投射的期望，以及過度期望之後帶來的失望。一旦希望他人遵從我們的願望時，或自己渴望贏得他人期望時，雙方就會產生心理糾葛。唯有給他人自由，自己才能免於束縛；唯有允許自己做自己、走自己的路，才能免於來自外界的干擾。

抗拒與逃避的心理

但是大部分人面對干擾，都反其道而行，習慣將注意力放在外在情境。遇到讓自己不舒服、不如意的干擾狀態，都以抗拒、逃避的方式來處理，而不願意面對、處理內在已然升起的情緒。

如果說「因果律」就是物理現象的作用力與反作用力。「抗拒」和「渴望」是一樣的道理，都是思想匯聚的強大力量。你所抗拒的，總是成為反撲回來的能量。以下是常見人們不肯面對問題時，想盡方法的逃避手段，全都誤把焦點放在外在：

1. 改變外在環境：

有些人遇到傷痛挫折，就想辦法換工作、搬家、換電話號碼、刪社群網站。這些都是為了避免「觸景傷情」而做的舉動，以為「眼不見為淨」是有效的解決之道，但是已經受傷的那些情緒還是跟隨你到了新環境啊？怎麼能本末倒置，不去面對情緒？**越是想要徹底改變環境，越是代表想將負面受傷的情緒徹底壓抑，不願看**。這樣的心態彷彿是只想讓自己住在無菌的象牙塔中，或待在被園丁精心修剪過的花園，將一切不樂見的都屏除在視線外。

2. 逃避到外在環境：

有些人遇到阻礙，心就會像是擱淺的小船，既然不是自己能改變得了的難題，那就棄之不顧，想讓自己心死，找一些外在的替代品來短暫地麻醉自己。在心情不好的時候會瘋狂購物、飲酒、上夜店或打電動遊戲來當作種種刺激，**這是以找捷徑的方式尋求安慰，卻逃避了最需要重視的議題**。這些替代物不但不能解決問題，還可能讓我們上癮，也可能招致更大的問題或疾病。

3. 逃避外在環境：

另一些人遇到挑戰或困難時，驚嚇受傷之餘，首先產生的是不信任感，既然不能信任世界，只有關起心門，築起心牆，躲到自己的小世界中，豎起了白旗，從江湖退隱。以爲沒有複雜的人際關係，就能維持自己的單純。**但是人或世界都是我們自己的鏡子，沒有對應的關係，我們可能連自己是誰也不認識了**。

說穿了，只從外在環境下手，是爲了逃避面對自己的內在。但是當我們不處在自己中心，又不在當下，我們就一定處於失衡的狀態，身心都生病了。

三、讓自己健康

身體的自癒系統

當一切都保持「中道」，身體的自我運作，細胞的修復機制，其實都不用我們操心，它們彼此之間有一個完美的網路與運作的模式，人體這部精密機器能自動生長、自動癒合的操作，還眞讓人歎爲觀止！

但是現代人越來越多慢性病，其中很多起因都歸類爲「身心症」，所謂「心」影響「身」。讓我們先來瞭解一下身體中的自律神經系統，「自律」兩個字說明了當接受外來刺激時，身體會自動做出反應的神經系統，這不是大腦或意志力可以控制的。例如食物進到胃中，消化系統會自動反應。遇到恐懼時，腎上腺素會自動產生。

自律神經又分兩種，一種是交感神經，一種是副交感神經。交感神經是身體處於活動狀態時（或說備戰狀態）的主控神經，因此，平日工作時，你需要專心、溝通，開車時需要小心路況等等，都是交感神經活躍的時刻。當這種需要凝神的焦慮解除時，副交感神經才接手，我們會有鬆了一口氣的時候。副交感神經是身體處於放鬆狀態下的主控神經。中午吃飽，下午工作或聽課時，頭腦會昏昏欲睡，因爲副交感神經啓動，已經協調將注意力放到消化系統了。

如果長期壓抑負面情緒，例如害怕、憤怒、焦慮、執著、掌控，就等於長時間的緊繃、不放鬆。當交感神經長期處於亢奮、活躍的狀態，身體無法休息，能量被消耗，但不是用來滋長，副交感神經就無法發揮功效。好比長時間踩油門，而沒有機會踩煞車一樣，最終導致自律神經失調，身體出現疾病症狀。

反過來說，長期處於悠閒、無聊、沒目標的生活，以爲就不會有壓力，也不易疲勞了，不是很好嗎？實情卻非如此。副交感神經活躍型的人，是太放鬆導致身體機能低落，以致「稍動就覺得累」，因爲我們的身體機制屬於「用進廢退」，這些人少動、多睡、太悠哉，反在不知不覺中，肌力、體力都整體下降，最後身體也會產生疾病症狀。

根據古老《瑜伽經》的理論，我們的身體有三條主要的經脈，構成能量系統的基礎。除了中脈，還有兩條左脈與右脈，中脈對應中樞神經系統，而左右脈則對應了自律神經系統。這左、右兩股能量路徑也對應著我們的陽性與陰性能量。

只要我們不處於和諧、平衡的狀態時，都可能導致陰陽能量失衡，自律神經失調。

這並不是疾病本身，但往往卻是疾病的前兆與起因。因此我們要關心自身健康，首先必須關心自己是否維持一種穩定的、平衡的身心狀態。

我們的生命，包括身心靈，本就是造物主完美的創造！如果各個部分維持適當平衡時，必能做出最佳運轉與協調，發揮原本最好的自癒系統功能，維持健康。所謂天人交戰，就是內心掙扎矛盾，身體與意志力鬥爭，或感性與理性不一致，而天人合一的狀態，當然就是整體自我都處於和諧、喜悅、平靜、穩定、安康的狀態。**只有身心靈處於合一與完整時，才是眞正的健康**。

平衡的重要性

的確，**「平衡」才是照顧身、心、靈健康中最重要的一環**！看看一般人在生活中呈顯的各種失衡，例如：工時太長，休息太少；只看重愛家人，忘了愛自己；偏差的作息、上癮的飲食習慣、情緒的大起大落等等。**過猶不及就是失衡**！這道理看似易懂，但實際操作時，人們往往還是不理解該如何學習不失衡。以下我與大家分享兩個心態：

1. 平衡不是兼顧

一個人欲望不滿足，不斷想要追求更多，希望想要的一切都能擁有——家庭與事業、財富與健康、工作與玩樂，以爲能夠「魚與熊掌兼得」才是達到平衡。看似人在江湖身不由己，實則不曾好好主動規劃。這些就是常見的失衡，也是常見的中年危機。

要明白平衡絕非兼顧，當生活或工作產生了壓力與焦慮，或身體活力已經跟不上意志力，就要懂得自我調適與轉換，以下是可以參考的平衡技巧：

- **重設優先順序：**失衡的第一個原因是貪心。有些人從未將生命中的選項、重點一次攤開來看待全局，總是被動地迎來一波波的生活挑戰。起初好像一兩個球在手，游刃有餘，後來卻發現要忙於應接的球越來越多，便開始顧此失彼。此時必須重新檢視自己生命中大小項目的排序、比重，重新分配，在修正過程中慢慢找回平衡。
- **忙裡偷閒：**平衡的意義並不一定是50%：50%，等量、等份。不妨參考繪畫中美學平衡原則，比如一幅以藍色系爲主調的抽象畫作，如果調和一些局部的對比色、反差色，很快就能協助平衡，又能凸顯主題，小兵有時立大功，反而有畫龍點睛之效。我們不妨將這概念用於生活：工作、休息、生活各八小時的死板原則並非上策，倒不如靈活運用，忙裡偷閒十分鐘或半小時，短暫充電，調整心情、活絡筋骨、培養關係之間的感情，都是有益的。

• **放寬標準**：自我要求高的人，似乎對生活中每一件事都要求一百分，並在每一個扮演的角色上，苛責自己有無達到標準。如果生命是一連串的體驗，每一個人都在人生舞台上扮演著多重角色，不可能面面俱到，都當達人。倒不如放寬尺度，只要自己的整體生命經驗過得滿意、滿足，這就是一百分的人生了。

難怪佛法總是教導人們去除貪、嗔、痴，唯有平常心、平等心看待一切，不執著也不抗拒，才是處於中軸，不偏不倚的「平衡之道」。

2. 平衡不是名詞

保持平衡也絕對不是「保持不動」！人們想要平衡自己起伏的情緒、平衡自己左右爲難的想法、平衡自己理性與感性的矛盾，其實都跟搖擺的物理現象，想要找到安定差不多。你處在一個位置，覺察並調整你的位置，來到一個感覺更好的位置，若有點不適，就再繼續調整……如此循環……

平衡，其實是一個「動詞」。就好像一個體操選手走在單槓上，並非靜止不動，也不是僵硬地以一個固定姿勢前行，**是保持放鬆且警覺的注意力，不斷覺察，不斷調整，每一個當下都微微修正，不偏頗、不拘泥、保持中立**。

那麼不是體操選手的我們，該怎樣在自己的人生中學習平衡？**就從自己的當下狀態或失衡的邊緣點調整起吧！**

肯恩．戴特沃德（**Ken Dychtwald**）在著作《身心合一》（*Bodymind*）中，以他親自練習瑜伽的實例說明：「假設我坐在地板上，試著伸手碰觸腳尖，當手指離腳尖還有五英寸的距離時，下背及腿背肌肉開始感到緊繃與輕微的疼痛時，我的下背和腿背肌肉拉緊，就在這一點我無法再彎下去，這一點便是我的極限之一。」他說這個極限點，就是自己的老師，可以協助他瞭解自己。他繼續解釋，因爲這帶來三種可能：

1. 如果一個人從不探索自己的極限，肢體心靈將會漸漸緊縮，變成毫無知覺。

2. 如果以關懷和冒險精神探索自我極限，將能夠充滿活力地成長，拓展自我。
3. 但如果刻意逼迫自己超越實際的能力範圍，就不是在練瑜伽，而是在練「貪心」，很可能因此生病或覺得疼痛。

他點出差異點就在於：「你是忽略自己？愛護自己？還是虐待自己？」我們可以跟他學習的，不只是在瑜珈中探索身體的極限。**每一個人生命中被卡住、被阻礙、被挑戰的「邊緣點」，都是我們可以擴展或停滯的機會點。唯有帶著覺察微調，一個人才能在「做不到」跟「有可能」之間，找尋平衡。**

讀者可以在本書第三篇介紹的每一種花精名稱的下方，看到括弧內加註的正、負兩種情緒品質（如：恐懼 vs 勇氣；猶豫 vs 堅定），這兩種品質其實是同一個概念的兩極，正好讓我們從中學習如何調整自己的偏執並跨越自己的局限。

學習平衡並不是找尋標準答案，因為它不是一個量尺上的刻劃點，不是一個固定的原則，也不是一次就能到位的目標。**處於失衡狀態的人渴望回復到一個平衡點，但不能期待安歇在那個平衡點**。記住，「平衡」是一個動詞，是一直需要覺察、關注、處於當下，來微調、修正、嘗試並自我學得經驗的狀態。

藉由覺察自己情緒、挑選花精，學習自己需要調整、恢復平衡的部分，我們就釋放了過往創傷，改變了舊有模式，從慣性反應中解脫，也不再備受干擾了。

【第二篇】

關於巴哈花精

植物，讓我們以最輕鬆自然的方式獲得療癒，

讓我們能回到內心，再次感受到自己的生命力。

潘・蒙哥馬利

（美國藥草師／植物靈療癒師）

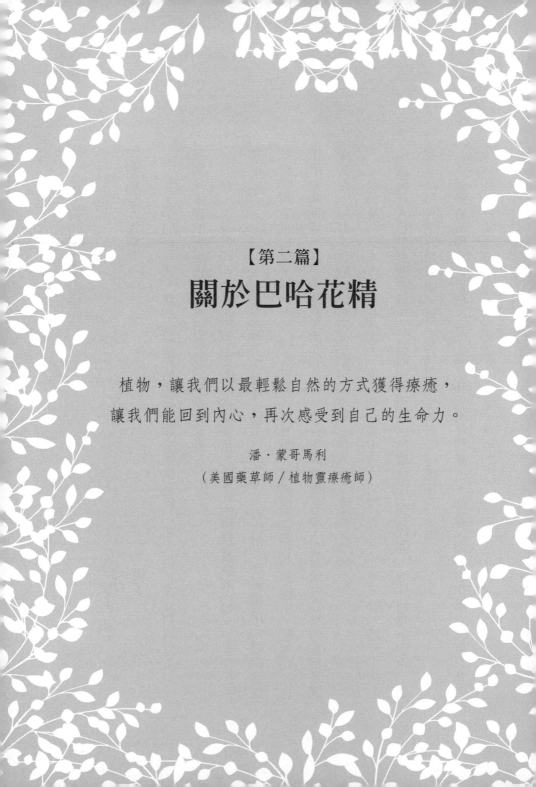

一、植物的療癒力量

宇宙賜予的禮物

從小學的自然課，我們就知道植物和人類交換氧氣與二氧化碳，讓我們得以生存。植物是人類的好朋友，更是滋養我們生命的來源。

潘・蒙哥馬利（Pam Montgomery）在其著作《神奇的植物靈療癒法》（*Plant Spirit Healing*）中提到：「地球上的生物種類，植物占了99%的比例。植物運用太陽能捕捉空氣中的二氧化碳，再與水中的氫與氧合成醣類，構成根莖葉花朵與種子。植物在光合作用中產生氧，是人類維繫生命的要素。植物不只供應氧氣，也是所有食物的直接及間接來源，包含草食動物以及肉食動物（因爲它們的食物是草食性動物）。」

我們身而爲人，眞的要感激宇宙造物計畫中這一切神聖又有序地安排。地球上所有生命都在大自然這個充滿生命力的、有機的生態環境中各自展開。地球演化過程中，植物一直和人類關係密切，可以說我們的生命都仰賴植物的供應。

植物各個部分，從根、莖、葉、花、果實到種子，都被人類利用作爲食物與日常所需。由於人類太常把植物當作食材、藥材或建材了，幾乎快忘記植物本身也是鮮活的生命。

在我們生活的周遭，植物無所不在，默默供應，但我們常常忽略它們的重要性，有時甚至視而不見。我們誤以爲人類才是萬物之靈，能主宰一切，利用一切，忘記了在這地球上，植物和動物都是和諧共存的生態一部分。

以下讓我們打開眼界，重新認識植物的靈性與能量。

植物的集體意識與特性

所有植物都是有意識、有記憶、有靈性的生命。如果說每個人都有個別的獨特性格，而植物的獨特性則是以「集體性格」呈現。爲了維護該物種的品質，每一種植物都有其特別的生存性格。比如說，有的植物需要溼潤的土質，長在河邊；有的則需要乾燥的土質，長在岩石地區，不同的植物有不同取向、好惡。我們暸解了植物的集體性格，才能明白爲何同一種類的植物，不同批、不同時間，也可以製作出相同功效的花精。

生物分類學中的域、界、門、綱、目、科、屬、種，從最上層的「界」開始到最

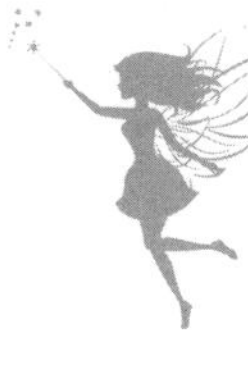

細分的「種」，愈往下層，則被歸屬的生物之間特徵愈相近。植物的拉丁文學名採用的是所謂「二名法」。就是一個植物學名必須用「屬」名（genus）和「種加詞」（種小名，specific epithet）來構成。**最後這個「種加詞」，可協助辨別該品種中的特質**。符合「同種」的定義是指：有相似的解剖構造，並在自然條件下可繁殖出有生殖能力的子代。我們以此「種」名的特性，來區分植物能提供給我們的營養、維生素、藥性，或能量療性。

因此要辨識巴哈花精的植物品種時，不是以其俗名，而是以其拉丁文學名來分辨。例如：巴哈醫生選用的鳳仙花，並非一般常見的桃紅色，而是一種淡粉色的花種，它的學名是 *Impatiens glandulifera*。

所有植物的開花期都是其生命處於最綻放、最全盛的時期，因爲花朵與花粉有促進繁殖的責任。花朵以不同的授粉方式，展現出不同的魅力，最能代表該植物的性格與靈性。這是爲何有的花朵在早春拔得頭彩；有的花朵遲至夏末才綻放。有的花色彩鮮豔；有的花淡妝清麗；有的花喜歡以爆破的方式藉風傳遞花粉；有的花則寧願將花粉深藏不露地包裹在花芯，等待昆蟲來臨。

巴哈花精系列的植物中，既包括草本小花，也有參天大樹，全都使用到植物花朵的部分來製作花精。就是因爲**花朵是一株植物的精華，蘊含了最多的植物生命力與能量**。拙作《巴哈花精情緒指引卡》中，我以手繪的方式描繪出這些可愛的植物花朵。有些在圖片看到的植物特寫，會讓人誤以爲她們很大一朵。其實，巴哈花精中很多是自然生態中的草本小花，在她們纖弱迷你的外表下，蘊含了無比的正能量。

花卉的療癒力量

自古以來人類祖先就知道花卉可以入藥。明代李時珍著名的《本草綱目》是二十世紀以前中國人治病、救人的法寶。但早在兩千多年前，百合花就被中國人用作養肺、養胃的藥物；蓮花則被認爲能止血活血；菊花能抑制痢疾桿菌、傷寒桿菌等等。

歐洲自古也有盛行的花草藥方，比如洋甘菊可消除感冒所引起的肌肉痠痛以及偏頭痛；金盞花可養肝明目，養顏美容，解毒消炎；金銀花具有清熱解毒功效；馬鞭草花有助於刺激肝功能，強化神經系統。

古人也早有飲用花朵上露珠的典故，戰國時期詩人屈原寫有「朝飲木蘭之墜露，夕餐秋菊之洛英」的詩句；《紅樓夢》也出現過「木樨清露」和「玫瑰清露」。但花瓣上珍貴的露珠畢竟有限，也無法長期保存，只能偶爾附庸風雅。

二十世紀初，英國的愛德華·巴哈（Edward Bach）醫生本著想要治癒人而不是治癒病症的初衷一路研究，發現人的情緒不平衡才是生病的起因。**巴哈醫生的最大貢獻是他發現花朵中非物質的那一部分——即花的能量，剛好應對人類的各種情緒**。

一九二八年在倫敦診所執業的巴哈醫生跟隨直覺去了一趟威爾斯之旅，在那裡發現了最早的兩朵花——鳳仙花和枸酸醬。此後八年他就以此爲自己的天命，專注、持續地在一九三〇年代完成了整套巴哈花精療癒系統。**他是近代最早創造出花精製作方式，以及最先提出以純淨的泉水與白蘭地酒作爲花朵能量保存方式的始創者**。他也無私地將之公布出來與大眾分享。現在世界各國林林種種的花精品牌，大部分都沿用或改編自巴哈醫生的製作方式，成功地製造出各式各樣的花精。

感恩巴哈醫生一生的堅持，才能將花精這麼美好的能量（包括製作方法）留給我們地球上的所有人。由於他的無私、慈悲、大愛，才讓大自然的禮物得以這麼單純、方便的形式傳到我們手中。

轉化負面情緒

爲什麼植物的能量可以療癒我們人類的情緒？

其實廣義來看大自然，這一點也不難理解，每一次當我們走進森林、公園、花草間，是否都感受到一陣心曠神怡？一種輕鬆自在？好像可以釋放沉重與煩惱？每當我們表達心意、愛意，不是都喜歡送給情人、病人一束鮮花表情意？一直以來，許多詩人、文學家喜歡在作品中藉花訴情，來比喻、象徵各種他們無法形容的人事物中屬於眞善美的那部分。

你可以自己去實驗看看，並不需要取用植物的任何物質部分，**只是與花草接近，就得到了心情的轉化與療癒**。你可以一個人在大樹下冥想，或坐到公園草地上休憩，或以撲鼻的花香來深呼吸，開敞你的胸懷，都會親自感受到植物在自身上產生的舒緩、療癒作用。

巴哈醫生這麼形容花精：「萃取植物中具有治癒能力的生命能量，但是它無法像化學成分或醫藥一樣被測量或分析，就好像無法分析爲什麼人們會被音樂感動、看到海會覺得平靜一樣。」

植物，是大自然最眞實的體現，是傳遞光的管道，它們攜帶著光的振動頻率與高等智慧。彼得．湯京士（Peter Tompkins）在其著作《植物的祕密生活》（*The Secret Life of Plants*）中提到科學研究已經證實：「人與植物能溝通，並且植物發出的能量對人體有益。」

巴哈醫生找到的這些特定植物的花朵，正是以這樣美好的、正向的能量，來協助人們轉化低頻的、沉重的負面情緒。只要我們敞開心，植物始終都非常樂意提供療癒。

二、巴哈花精是什麼？

巴哈花精系列

巴哈花精是有系統的天然植物能量療法，對應所有人類共通的負面情緒，總共有三十八種花精（唯有一個不是來自植物的能量，而是純淨的岩泉水能量），製作方法是將特定植物或花卉經由日晒法或煎煮法，萃取花的精髓能量，保存於純淨礦泉水和白蘭地酒中。

很多人都聽過或使用過精油，因此容易將花精與精油混淆。**精油是將植物的物質部分萃取出來，而花精則是將植物的能量部分萃取出來**。精油仍然是物質，有香氣，有色澤，有濃稠度，人的五官可以感知。但**花精則是花的能量、花的訊息**，不一定能由五官感知。能量本身是非物質的，無色、無味、無香氣。

如果將花精滴入口中，一般人的口感能品嘗到的僅僅是水與白蘭地酒的部分，少部分人可以感受到喝下花精，體內帶來的精微變化。花精的主要作用是以花的能量跟我們人的能量場共振、以高頻調整低頻的方式，極其溫和地，一次一點的調整、調動，讓我們得以將失衡之情緒平衡回來。

巴哈醫生自己有非常高的直覺力與靈性天賦。在他尋覓花的過程中，經常是身體先出現極爲痛苦的症狀，才及時找到剛好相對應的花，一旦將花瓣含於舌上，他能感受到其振動與療效，原有的情緒與身體症狀立刻減輕，不藥而癒。

巴哈花精製作過程

巴哈醫生的製作方式在他早期著作中就已經向世人公布。當時，在他心中從未考慮專利、商品化等等的現代商業模式，只是喜悅地、無私地急於與人分享。

在一九三〇年代還十分保守的歐洲，他冒著失去自己正統執業醫生執照的風險（因爲他雇用非專業的素人當助手），也要將這可以自癒癒人的花精系列分享給沒有醫療訓練的普羅大眾。由此可知，這才是巴哈醫生眞正的期望，**讓花精成爲我們所有人的好幫手，讓我們學會自己協助自己，重回健康！**

巴哈花精的製作方式非常天然，一切都在大自然中進行，利用當季盛開的花、當地的環境、當地的陽光、當地潔淨的天然泉水，就地完成。三十八個花精中有二十個是以日晒法製作，但由於英國天氣日照不足，另有十八個花精是以煮沸法製作，以下介紹這兩種巴哈醫生早就公諸於世的製作方式：

- **日晒法：**在花朵盛開期，將特定花朵摘下，將它們放置在一大碗乾淨的天然泉水中，任其漂浮在水面上，放置在陽光下曝晒大約幾個小時，然後去掉花瓣，將充滿植物訊息能量的這碗泉水，加上等量的白蘭地酒保存。
- **煮沸法：**擷取植物花朵、莖與細枝，然後在燉鍋中煎煮半個小時（掀開蓋子），然後離開火源、蓋上鍋蓋、放涼；過濾掉所有花瓣、細枝，加上等量白蘭地酒保存。

水，有承載及保存訊息的作用。日本科學家江本勝博士著有《水知道答案》，他進行無數次的實驗，證明水接受到人所給予的不同訊息，會產生相對應不同的水結晶，例如：在水瓶外面貼上「我愛你」或「我討厭你」的字條，發現負面訊息的水結晶比較扭曲，甚至無法結晶，水質也較快腐壞。在巴哈花精製作的過程，也運用同一原理，**讓水成為一個必須的載體，好儲存花朵的信息能量波**。

至於**白蘭地酒，則是為了更持久地保存水的品質**。日晒或煮沸後的花朵能量水加上一比一的有機白蘭地酒，就製作完成了**花精母酊液**（mother tincture）。

市售的花精是**濃縮瓶**（stock bottle），30毫升大約含有三滴母酊液，其餘添加白蘭地酒保存。當個人調配成日常服用的**配方瓶**（treatment bottle）時，再取用幾種花精各兩滴，加水（以及酒）稀釋。個人每次服用，都可以從個人的配方瓶中，再取四滴，加入水杯（或水瓶）服用。**這樣的稀釋過程並不會影響花精的效用，因為花的信息是以全息方式保存**。

巴哈中心

自一九三〇年代起，巴哈花精廣受全球各地，尤其是歐、美、日，喜愛自然療法的民眾歡迎。通常在歐洲的藥妝店，都可以看到巴哈花精顯而易見的陳列架，就如同歐洲的藥草與精油一樣，巴哈花精的確走進了人們的日常生活。

我曾經親自拜訪過巴哈中心（Bach Center），它並不是一座想像中宏偉的「中心」或大樓。它只是座落在距離倫敦約一小時之遙 Didcot Parkway 附近的維農山莊（Mount Vernon），一棟兩層樓的小紅屋。自從巴哈醫生一九三〇年代入住以來，這裡一直保存著淳樸的風格，在這不算大的空間中，仍然可見當時巴哈醫生在此處親自手工打造的櫃子、椅子，使用過的打字機，最初的花精瓶子和置放箱。

紅色的小屋、美麗的花園以及親切的巴哈中心工作人員，都非常符合寫在其大門上的三項美好品質——**簡單 Simplicity，謙遜 Humility，慈悲 Compassion**。**這正是巴哈醫生心中所繫的三件事，也符合花精想要傳達給世人的三件禮物：**

- **簡單：**我們觀察大自然的原理，你會發現簡單才是王道。本質簡單，生活簡單，根本無需畫蛇添足。當我們遵從靈魂的指示，降低小我的欲望，減少世間複雜的比較、競爭、防禦、貪婪，內心不再有許多矛盾、掙扎與拉扯，就會越過越單純。

- **謙遜：**我們要向自己的靈魂（高我）靠近，向更宏大力量的宇宙表達謙遜，不執著於小我，不自以爲是。當我們明瞭大自然勢能的偉大以及人類的藐小，就能以臣服的心順著流走，也能感恩一切生命中的發生，更能愛護所有其他的生命，以謙卑與平等心對待萬事萬物。
- **慈悲：**萬事萬物爲一體，當一個人明瞭宇宙的運作，知道因果律，知道是愛的能量創造這一切，自然也就會以慈悲的愛回報這個世界。

巴哈花園

一九三〇年代巴哈醫生租下這幢維農山莊的小屋時，這座花園裡已經有許多植物，包括一些大樹，所以巴哈與其助理並沒有移除那些原有植物，只是添種了一些花精系列中的小型植物，並不齊全，約莫二十餘種。而其他花精所需的植物都屬於附近自然環境中本就自有。

若以現代企業經營爲藍本，或許會想要打造一座專屬的巴哈花園，備齊所有品種，好讓世人參觀時一次見到全部植物。但這並非巴哈醫生以及他的繼承者們心中所想，他們只想順其自然、愛屋及烏。

我造訪這座花園時，感受到整座花園被悉心照料，充滿自然生態的寧靜與和平。每種植物各有花期，在巴哈花園裡都以小木板標示了名字與位置。那些本來只是從書本中認識，從服用花精中體會而熟悉的花朵們，當我親眼見到植物本尊時，覺得更加親切，也更加感動。

巴哈花精的製作是完全以尊重、感恩、神聖的方式進行，並在這樣的自然生態中獲得大自然的允許與贈禮。如果使用者也能以體會巴哈醫生奉行的「簡單、謙遜、慈悲」的心懷來看待每一瓶拿到手中的花精，將更能感受到花仙子帶來的療癒與力量。

巴哈理念——醫病還是醫心？

巴哈醫生說：「本質上來說，疾病其實是靈魂與心智爭戰產生的結果。簡單講，疾病雖然殘酷，本身卻仁慈而和善，如果能正確的治療，就能逐漸移除這些缺點，並讓我們比從前更健康完美。**病痛是一種指標，藉由其告訴我們：人生中哪一段課程我們沒有學好，直到我們領悟之後，才能將病痛根除。**」

巴哈醫生自幼就悲天憫人，但也能夠直覺地對西方醫學的問題，提出強有力的看法：「**醫療，應該是治療人，而不是病症。**」他心中遵從的健康觀是非常全面性的，包含身、心、靈，甚至將大部分人會受苦的原因提升到靈性的層面來看。

現代醫療體系的發達，讓人們積極地去解決（fix）病症，而不是病因。以爲止痛、止病，甚至切除器官，即可保有健康。反而忽略了**疾病帶來的提醒——眞正應該修改（fix）的是自己，以及自己看待世界的方式**。

巴哈醫生甚至說：「事實上在大多數的情形下，顯著的康復其實是有害的，因爲它蒙蔽了病人，不知道自己生病的眞正原因，陷入於重獲新生的滿足感中。」

《疾病的希望》（*The Healing Power of Illness: the meaning of symptoms and how to interpret them*）的兩位作者托瓦爾特．德特雷福仁（Thorwald Dethlefsen）、呂迪格．達爾可（Rudiger Dahlke）也一再強調：「我們無法只要『健康』，不要『疾病』。**身體**

的病是心理的暗喻，潛意識透過它提醒我們內心的不完整，可以說是最忠實的朋友。生病是人體發出警訊的自救本能，告訴你別再忽視自己眞正的問題。疾病與健康是對立的兩面，而療癒是超越這份對立。」

所以我們當想要服用花精來讓自己回復身心的健康時，**必須抱著「醫心」爲主的觀念。學習瞭解花精的同時，也要學習瞭解自己**。

在服用花精的心態上，不要將它當作是另類的草藥。如果我們服用了花精，但仍然繼續以同樣的生活方式過日子，或仍然以慣性方式表達情緒，這不會帶來太多幫助。我們要將花精療程當作是逐步發現自我的旅途，一個愛自己的過程，最終將會發現是自己與花精共同創造了療癒的功效。

【第三篇】
關於三十八個好幫手

花精療癒我們，不是藉由擊退疾病，
而是讓我們體內充滿高層本質的美麗波動能量，
在這種能量下，疾病就像在陽光下融化的雪。

愛德華．巴哈
（英國醫生／巴哈花精創始人）

第三篇開始，我將介紹巴哈醫生發現的三十八個花精。我愼重思量要如何分類才最恰當？因爲分類的方式取決於我們怎麼看待它們。

巴哈醫生在世時，他以發現花朵先後順序，來公布這些小夥伴們。所以第一版的書取名爲「十二個療癒者」，其後又增加了七個協助者，然後又添了十九個促進者花精。最初的十二個花精當然絕對重要，它們或許對應到了巴哈醫生長久以來觀察到的人類性格，但情緒的面相卻不一定只限於這十二個；這是爲何他又陸續發現了其他需要的花精。

Healing Herbs 巴哈花精品牌的創辦人朱利安．巴納德（Julian Barnard）所著的 *Bach Flower Remedies the Essence Within*，該書的花精分類，就依照這十二個類型花精，七個協助者花精，十九個情緒花精，依序介紹。

著有《新巴赫花精療法１：療癒身心靈的12種花精軌道》（*Neue Therapien mit Bach-Blüten 1*）與《新巴赫花精療法２：反應情緒的身體地圖》（*Neue Therapien mit Bach-Blüten 2*）的德國醫生笛特瑪．柯磊墨（Dietmar Krämer）、哈根．海滿恩（Hagen Heimann）

又依著他們的臨床經驗，將三十八種花精分成十二組花精軌道與經絡相對應，並且在人的身體各部位找到相呼應的花精區域，稱之爲「人體地圖」。

高茲·布洛姆（Götz Blome）著作的 *Advanced Bach Flower Therapy* 則試圖將三十八種花精以情緒狀態、身體症狀自行拼湊、組合成各種複方，期望能讓使用者在眾多選項中，一眼相中自己所需的最佳組合。但這也是更加複雜化，讓人眼花撩亂，並且又陷入症狀的迷思中。

至於網路上那些五花八門的花精推廣者，有推銷以清理脈輪的方式持續每週喝同一組別的花精，其實也是混淆了理論，並且將情緒花精視爲脈輪花精，作不切實際的分類方式。

當然直接按照英文字母的排列順序，也不失爲是一種簡單的方式。本書的最後也會附上按英文字母排序的花精一覽表，方便讀者查找。

本篇中，我寧願相信巴哈醫生生前建立的、原汁原味的一種分類方式——將花精分爲七組情緒狀態的類別。因爲這是依循人們的情緒狀態，這樣的分類有助於花精使用者瞭解、查找，會是一種方便、有連結概念的分類法。

但請讀者也不要將其視爲死板、固定的類別。光以恐懼情緒而言，巴哈醫生只歸類了五種花，但是人們擔心害怕的情緒不拘限於這五種花。所以重點是，巴哈花精雖然涵蓋了人類情緒的三十八種狀態，但**每當我們覺察自己的情緒時，都會發現它是一種「交錯複雜」的狀態**。

這也是巴哈花精奇妙之處，除了急救花精是巴哈醫生生前就寫好的配方，亦爲唯一一款複方的市售濃縮花精（stock bottle）外，其餘都需要使用者先覺察自己（或個案）的情緒，再爲自己（或個案）當下的狀態，擬定日常配方瓶的複方配方。**爲個人當下狀態調配的巴哈複方花精，其使用的效果遠超過市售的單方巴哈花精**。

話說回來，有了以情緒爲概念的大分類，還是有助於我們找尋到適合的花精。以下是巴哈醫生在一九三六年最終發表的《十二種原始花精及其他花精》，書中他將三十八種花精分類在七個標題之下：

1. 恐懼膽小類
2. 不確定類

3. 對於外界影響和想法過於敏感類
4. 對現實不感興趣類
5. 孤獨類
6. 過度關心他人福祉類
7. 沮喪或絕望類

這樣的分類名稱是依照人們呈現的負面情緒而分類。實際上，**這些花精都是以正面能量來發揮功效，協助我們消除上述的負面情緒**。因此我依照實際花精功效，將它們都轉述成正面的字眼來做分類，並且多了一項最常用、最爲人驚歎的急救花精。我認爲初始學習巴哈花精的人，都應該先從急救花精開始體驗，不光只是應急之時隨手取來使用，卻不瞭解它。

接下來將詳細介紹這八組花精：

1. **緊急情緒的救援隊：**急救花精、急救花精乳霜。

2. **恐懼害怕的守護員：**白楊、櫻桃李、枸酸醬、紅栗花、岩玫瑰（五種）。
3. **懷疑沒自信的推手：**水蕨、龍膽、荊豆、鵝耳櫪、線球草、野燕麥（六種）。
4. **敏感脆弱的療癒者：**龍芽草、矢車菊、冬青、胡桃（四種）。
5. **專注行動的聚光燈：**栗樹芽苞、鐵線蓮、忍冬、芥茉、橄欖、白栗花、野玫瑰（七種）。
6. **孤單寂寞的陪伴者：**石楠、鳳仙花、水堇（三種）。
7. **掌控緊繃的鬆弛劑：**山毛櫸、菊苣、岩泉水、馬鞭草、葡萄（五種）。
8. **消沉意志的啦啦隊：**野生酸蘋果、榆樹、落葉松、松樹、橡樹、聖星百合、西洋栗、楊柳（八種）。

一、緊急情緒的救援隊

急救花精

巴哈花精的完整套裝組合中，包含了三十八瓶單方花精，以及兩瓶複方的急救花精

（Rescue Remedies），組成四十瓶濃縮花精，不只是方便包裝，也是因爲急救花精的使用機會眞的更爲頻繁！

急救花精是唯一巴哈醫生親自完成的複方配方，包括以下五種花：

1. **聖星百合**：安定震驚與傷痛。
2. **岩玫瑰**：療癒驚駭與恐慌。
3. **鐵線蓮**：緩和昏厥或恍神感。
4. **鳳仙花**：緩解急躁與緊張。
5. **櫻桃李**：處理失控感與歇斯底里。

另外，罐裝或牙膏式包裝的急救花精乳霜，除了這五種花之外，還添加了**野生酸蘋果花精**來協助淨化。

多年來巴哈急救花精是全球賣得最好的單支產品，是最能被普羅大眾接受的入門花精。從未使用過巴哈花精的讀者，建議不妨從這開始入手。

緊急救援（Rescue）顧名思義，就知道這是爲了讓人們在緊急時刻使用的最佳配方。所以五種花一次到位，裝入一瓶，讓我們不必再手忙腳亂地挑選，只要隨身帶著急救花精滴劑或急救花精乳霜，就可以立即使用！

適用情況：

- **急救花精：**滴劑適用於以下一般生活情境、緊急情況，如：考試、面試、應徵、表演等各類引發緊張焦慮的情緒；與人吵架、爭執或聽到壞消息……種種突發情緒狀態；短期生理現象（感冒、月經、疲勞）引起的情緒低落；一時生活變化所引起的情緒變化（搬家、換工作、新學校、拔牙）；大小意外（地震、颱風、車禍、摔傷）後的情緒反應。
- **急救花精乳霜：**針對外用，如：輕微燙傷、抓傷、擦傷、扭傷、挫傷、螫傷、刺傷、瘀青、腫痛，甚至運動後的痠痛；也可用於按摩和足部反射療法；以及偏頭痛、偶爾的失眠、皮膚疹等狀態。

需要注意的是，**急救花精眞的是「救急」，而不是用來改善壓抑許久的舊情緒、舊習性**。所以不要把急救花精當作萬靈丹，不要長期使用。更不宜聽信網上傳言，將急救乳霜長期當臉部保養品來使用。

情緒危機

如果仔細瞭解上述五種花的特徵，就可以瞭解這五種花是爲了有效緩解我們在「突發事件」或「急症」時，可能引起的情緒反應。企業文化瞭解「危機處理」的重要，那麼，個人生活呢？你的生涯中也會有突發的危機狀態呢！無論是身體突然罹患疾病、生活遭逢的意外、關係中爆發的爭執，都可謂個人的危機時刻！

危機處理的重點是：「先處理情緒，再處理事情。」遭遇危急狀態時，唯有當我們先處理好危機中的情緒，才能處理好相關的人事物。但是大多數人都忘了這個順序，才會在衝動的情緒下做出並不理性的反應。

以健康爲例，平常一般人只關心身體的徵狀，身體出了問題，我們會不舒服，也會緊張、擔心。身體極度不舒服時，我們會想到掛急診，但有關情緒的極度不舒服呢？我

們可以上哪裡掛急診？

情緒急診室

急救花精就是你家中，或你口袋中的情緒急診室。

我們整個社會、文化，甚至有時連身邊親近的人都不允許我們有情緒起伏。當情緒跌落時，有文明、有教養的人多半只有壓抑，默默忍受、暗自難過。

每個人在情緒最不舒服時有過的經驗，那就像跌到黑暗的洞裡。本來一個人就算跌到黑洞，也該好好地、耐心地自我療傷，偏偏人們還常在此時自我否定、自我責怪，就好像加速重力的鉛錘，讓我們往負面情緒的幽谷跌落得更深，一蹶不振……；還有些人則是努力強迫自己壓抑負面，改以正面看待地向前走。

但是心情低落時，一個人如何能勉強自己轉念？（通常轉不動……）不如交給花精小幫手來協助負面能量的釋放，一旦頻率轉變，念頭也會跟著轉變，你會發現自己辦得到了！

我常在包包裡備有急救花精濃縮瓶和一小罐急救乳霜。有了這兩寶，就等於有了最輕便的「情緒急救箱」。不但自助，更能助人！

若遇昏迷狀況，將急救花精直接滴入或沾溼病人的嘴脣，抑或是滴在他的脈搏處，都很有效。

以上所說的「緊急」，並不是眞的需要送醫院急診的那種緊急，只是在日常生活中有了與平時不一樣的情緒波動，或小病、小意外的那種緊急。此時就該是急救花精出手的時候了！

至於急救花精該使用多久？這因人而異。有時，一杯花精水喝下去，情緒已平穩不少；有時可能需要幾天。但通常不會把急救當一般處方瓶，長期連續使用，除非特殊狀況。急救花精也可以與其他單方花精組合，配成一瓶複方日用瓶，此時急救花精只當作其中的一種花精。

最後提醒，急救花精的使用量是從濃縮瓶（市售瓶）一次取四滴，到日用配方瓶或水杯。如果遇到緊急狀況，不方便取得飲料或水，就直接從濃縮瓶取四滴到口中服用（第四篇中會詳述使用方式）。

救援時刻

- 我曾在長途飛行途中，協助鄰座暈機嘔吐後的陌生旅客；也曾在超市給予頑皮撞到玻璃門，頭上腫起大包的小朋友；當然也常提供一起上課、聚會的朋友，頭疼、胃疼時，將急救乳霜擦在太陽穴、後頸或是腹部。
- 有一次花精教學課上，一位初次學習的同學小心翼翼地抬著她的左手臂進來，貼了痠痛成藥膏。她的手臂剛好那兩天舉不起來，疼痛萬分。我為她擦了巴哈花精乳霜之後，不到下課，手臂已經好了一大半，可以輕鬆揮動了，當場給大家展示了花精神奇的功效！
- 曾經我自己在馬路上摔了一大跤（正面仆街那種），膝蓋、手肘之外，還剛好摔到嘴唇，流血不止，也腫了。當晚全靠棉球蘸急救花精水敷，外加冰敷，第二天就好了一大半！口腔部位的意外，還有什麼比安全可食的花精滴劑更好呢？

二、恐懼害怕的守護員

恐懼原是保護機制

恐懼、害怕，是人類與動物的本能，是原始情緒，它是我們的生存機制。因爲升起害怕的感覺，才會啓動保護自己生命的本能。

對現代人而言，我們已不像老祖宗們那般，鎮日爲生存、安全而心懷恐懼。但是即使生活在都市裡、安定的居住環境裡，我們害怕的事物卻沒有減少，依然有著強烈的生存危機（金錢匱乏、競爭壓力等等）。如今引起腎上腺素飆高，立刻要決定戰或逃的情況雖然大爲減少，但是恐懼情緒轉爲更加幽微、隱蔽，與潛意識交織作用下，反而更加複雜、不易察覺。

如果當你被問道：「你在恐懼、害怕什麼？」你會怎麼回答？通常人們會直覺式地防衛自己，世故的答案一定是：「沒有啊，我哪有什麼害怕？」，搭配上兩聲呵呵乾笑。若用到「恐懼」兩個字，更是覺得言重了！

但是我們仔細想一下，有沒有這些常見情形？以下這樣的語句你是否熟悉？是否常用？

我擔心……、我怕……、我不敢……、想到……讓我緊張……、有時……讓我會焦慮……、想到……我腿軟（手汗）、萬一……、雖說沒什麼好怕，但還是怕東怕西的……、社群網站貼圖常用的「嚇到吃手手」……

「害怕」就是當我們遇到某些事物，不知該如何處理，也無法預期結果的一種狀態。每當我們將太多的能量放到擔心、憂慮與害怕上面，我們就沒有辦法將能量用在正面的態度、行動與顯化上面。

真實威脅還是虛驚一場？

很多時候，我們擔心害怕的到底是真實的威脅呢？還是腦海中的思慮，幻想出的虛驚一場呢？

「真實威脅」（像是在森林裡確實看到老虎從遠靠近）的害怕（fear）是一種當下的保護機制。但是如果害怕的事物並不在當下，而在未來，比如：明天天氣是否影響郊遊？自己老了會不會失智？這是焦慮（anxiety）！是腦海中的「虛驚一場」，而不是「眞實威脅」，對我們只會有害無益。

恐懼貌似聳立在你面前的高山，但是當你拿出勇氣，你會發現它如此不堪一擊。恐懼情緒來臨時，越抗拒等於越強化它。當你不再努力去抵抗，就只去全然經驗它，將能讓你化解恐懼。

要提醒的是，廣義來說所有負面情緒底下皆有恐懼情緒，其他的花精也有其各自害怕、擔心的點。比如：鳳仙花是個急驚風，就害怕遇到慢郎中。龍芽草害怕讓人看出他的不安，越緊張越想用說笑話掩飾帶過。

以下五種花則是用來守護有明顯恐懼情結的人。

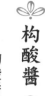

枸酸醬（擔憂vs同情）

枸酸醬花精是針對已知的、具體的事物的恐懼情緒。通常有兩種情形：

1. **日常中讓人害怕的事：**比如說，疾病、颱風、地震、打針、拔牙、搭飛機、開車、意外、窮困、小偷、天黑、走夜路、噪音、畏光、動物、蟲子、某種特定的食物等等。

這是一個人對特定「**事物**」的恐懼感，都跟第一篇提過的「一朝被蛇咬，十年怕草繩」那種情境相似。這些恐懼，是日常生活中會遇到的事，旁人或許覺得這沒有什麼好怕，對當事者而言卻是很難鎮定接受的事物。

2. **性格上的靦腆膽小、內向害羞：**包括：不敢與人溝通、打招呼、主動交朋友、上台演講、表演、做報告、面試，都會因爲害羞、緊張而思緒中斷、臉紅、講話小聲甚至口吃，也可能會出現拉肚子、心跳加快、雙膝打顫、皮膚過敏等等生理症狀。

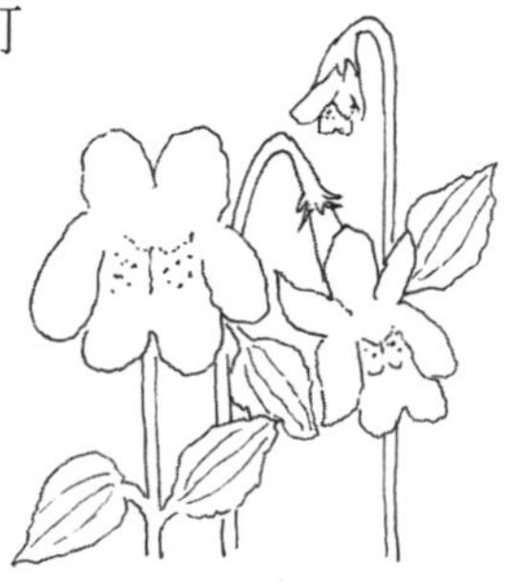

這些恐懼情緒都是跟「人」有關的害怕：怕陌生人、怕壞人、怕權威的人，怕與人互動、怕在人前展現自己。

构酸醬人的害怕當然是由於內在的不安全感，而這個花精剛好可以提供支持與鼓勵，帶來勇氣與信心的正面能量。

在我接觸的花精個案經驗中，需要喝构酸醬的機會很普遍，每個人都有平常默不作聲的一些害怕情結。這些情緒往往會讓我們卡在人生路上，讓我們失去很多機會，阻礙了成長。

构酸醬花精提供愛的陪伴、安慰與鼓勵，這朵花的正面能量很快可以釋放心中的不安與羞澀。有一天當构酸醬人強壯、勇敢了，也會非常願意以同理心陪伴其他脆弱的心靈。

服用构酸醬花精時，要一邊覺察自己腦海中的那些幻相與思慮，釋放它們，化解焦慮。讓自律神經回到它們自然運作的狀態。不再過度緊張，身體也會重新發揮自癒的功能，帶來健康。

當你的能量不耗損在擔心與焦慮上，而是放在有勇氣去發揮自己的才能、愛心上，慢慢自信提升，不安全感就漸漸散去了。甚至有一天，會發現當初你所害怕的，正是自己隱藏版的天賦或力量所在。

體驗害怕，為了學習勇敢

大家熟悉的《美國隊長》電影，來自漫威系列漫畫。二次大戰期間，主角史蒂芬・羅傑斯想參軍替美國打倒納粹德軍。可是瘦弱、膽小的他未能通過體能檢查，但他是富有同情心又細心的人，也很願意貢獻自己的力量。

一次戰役中，他撲向假手榴彈，展現保護隊友的勇氣，讓他獲選為祕密實驗計劃（Rebirth）實驗注射對象。參加者會被改造成為超級戰士，主角史蒂芬被改造後，成為了唯一成功的實驗品，自此之後，他身穿紅、白、藍三色戰鬥服為國效力，他就成為了超強的「美國隊長」。

這雖是虛構人物，但這就是枸酸醬人變得勇敢之後，會超越過去那個膽小自己的顯著例子。枸酸醬人透過體驗「害怕」，來學習變得「勇敢」！

長痛不如短痛

我想起自己小時候非常害怕打針，每到全班排隊打預防針，我都忍不住一直逃到隊伍的後方。後來想起來真傻，比起其他早打完的同學，我因為腦海中的擔心害怕，處在「虛驚一場」中，所承受的「心理痛」遠比快快挨打一針的「身體痛」更久。

如果當時有老師鼓勵我，直接體驗「長痛不如短痛」就好了。

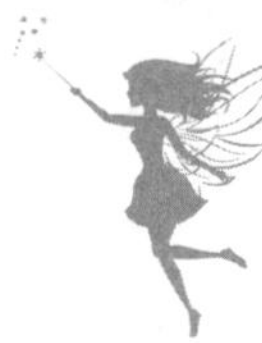

白楊（顫慄vs生機）

白楊與构酸醬都是恐懼害怕的情緒。但是白楊的害怕，無法解釋、難以說明，是屬於莫名的害怕。或是一種不祥感、有壞事發生的預感。或是常有惡夢，驚醒後難入睡等等，身體反應是一種毛骨悚然感、起雞皮疙瘩、發抖打顫、臉色刷白等等。

用一般人的說法，白楊像似一種疑神疑鬼的情緒狀態，也可以分兩種：

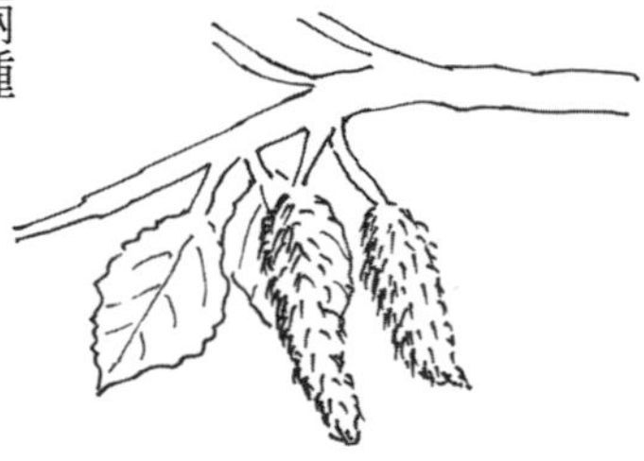

1. **體質敏感：**容易受環境中的負面能量影響，而造成身體、心理不適。有些人就是比較容易沾染、吸附環境或他人能量場中的負面元素。白楊人絕非神經大條型的人，他們的神經超纖細敏感，某方面來說，這也是一項優點，但也因爲如此，他們覺得很困擾！非一般人所能體會。

2. **害怕想像出來的事物：**怕鬼、怕死亡、怕黑暗魔法等等。越害怕越忍不住想到這方面的事。越想也就越害怕，如此形成惡性循環的腦內活動。

上述第一類的白楊人，他們感受、反應、關切的點，常常不在眼見爲信的五官世界中，而是看不到、聽不到，但感受得到的能量空間裡。所以旁人無法理解，會說他們大驚小怪，疑神疑鬼。白楊人的苦惱無法說與人聽。尤其是很多年紀還小的孩子，他們的第三眼尚未關閉，的確可以感知五官之外的能量頻率。現在很多新人類是靛藍小孩、彩虹小孩、水晶小孩，他們的神經系統發達，能感知到不只第三次元的能量和信息。這種敏感其實也是一種天賦。

白楊人可以有意識地在心靈、宗教方面修習，正確瞭解五官感受之上的較高意識，並往自己的內在修行。**當處於正道時，你散發的就是高振動頻率的正能量，高頻率會提升低頻率，低頻率就無法干擾、影響你了。**

如果屬於上述第二類的白楊狀態，通常是因爲太多的好奇、觸及、涉入，以致腦海中縈繞不去這些負面能量的想法。有時候就變得無法分辨什麼是眞實的現象，什麼是來自腦海中幻想的虛妄影像。根據吸引力法則，負面當然也容易招來負面，有時甚至幻想成眞！

最好的辦法就是遠離那些幻相的來源，如：鬼怪電影、小說、魔法遊戲，還有以靈性或宗教爲號召，但實則爲低頻的、威嚇的能量活動或迷信活動。自己一定要培養辨識

能力。有時你之所以會被那些能量吸引而參與活動，也可能因爲自己比較不夠務實落地，在現實世界中得不到滿足，轉往虛幻的世界追尋有關。

我們既已投生地球爲人，一定要踏實地紮根在地球世界中，認眞的過生活。覺得自己蒼白、飄渺，不實際的人，可以增加更多的陽性能量。比方說：從事園藝活動、踩土地、晒太陽、早起早睡等，好讓自己落實有目標、有計畫的人生。

簡言之，白楊花精要教會我們的是——**相信正面能量及宇宙至善力量**。相信宇宙法則總是頻率高的會化解頻率低的；一如光會照亮黑暗。同時自己要避開負面能量場，轉移注意力。

岩玫瑰（恐懼vs勇氣）

岩玫瑰的恐懼有時是「恐怖」（horror），比起枸酸醬的「害怕」（fear），更爲強烈，**是一種性命交關的驚嚇**。這種生死之間的恐懼陰影，屬於內在深層的恐懼，有時自己的意識並不清楚原因。起源可能是兒時或過往經驗，也可能來自潛意識或屬於前世的經驗。如：差點溺死、嚴重車禍、突發疾病、被霸凌、家人意外過世、記憶中揮之不去的驚恐……

平時，這些情緒不被挑起時，岩玫瑰人就跟一般人一樣，正常生活，並不顯得特別脆弱。這些受到巨大驚嚇的記憶是埋藏在細胞中，一遇到類似或輕微類似的情境、事件時，就讓人立刻處於「同等嚴重」的驚恐等級中，無法應變。

這些輕微類似的情境，在旁人看來極其普通——可能是乘電梯、搭飛機、登山、接近水。但對岩玫瑰情緒的人，會感到晴天霹靂，魂飛魄散，呼吸困難，彷彿凍結、麻痺，無法清楚思考，以爲心臟停止跳動，快要沒命的感受。那是一種強烈的無助感，生命受到威脅感。

嚴重的恐懼情緒會引發恐慌症。恐慌症襲來時，人會動彈不得、無法思考，像是僵住一般，覺得自己被恐懼挾持住了。如果身體出現心悸、窒息感、呼吸困難，的確是緊急狀況、性命交關！

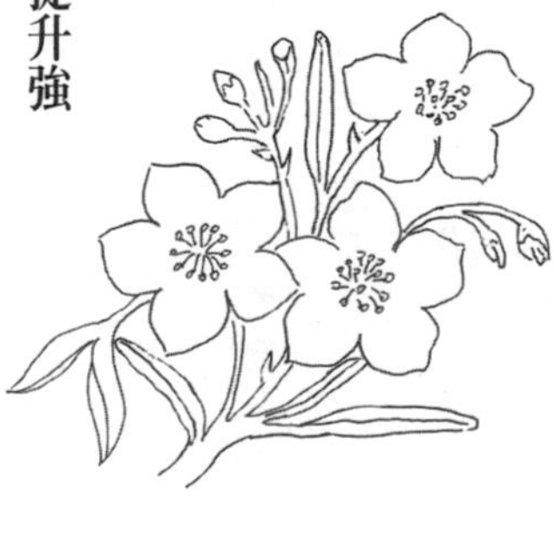

岩玫瑰花精可以帶給你巨大的鎮定感、堅定感，保護感，也提升強

大的勇氣，好讓你臨危不亂。漸漸地當理性恢復，你才可以掌控，可以有行動能力救贖自己。最終你將重新看待今非昔比，就已經走出了過去的陰影。

有某種特定驚恐情結的人，岩玫瑰花精需要有耐心地服用一陣子，一點一點強化內在的勇氣，終會帶你走出那種「被恐懼狹持了人生」的情況，重新回到海闊天空。

有時一場重大災難之後，不只當時受災的居民，包括協助救災的救援英雄們，也會在當時似乎並不算強烈的情緒反應之後，會出現慢好幾拍，有時間落差的事後反應，包括身體的頭痛、嘔吐、失眠、過敏等等現象。

最好能夠及時承認自己當時確實是受到莫大的驚恐，恐怖記憶揮之不去，不要只是理性地說「放下」、「忘掉」。可以讓岩玫瑰花精協助自己釋放儲存擠壓在身體中的恐懼感，不致壓抑到未來，演變成更嚴重的疾病。

櫻桃李（爆發 vs 冷靜）

櫻桃李屬於另一種恐懼。害怕的是自己快要崩潰了，快要無法掌控自己的情緒了，處於一個極度壓抑又瀕臨爆發的狀況。這情形像是**壓下一顆不定時炸彈**。

所有的人際關係衝突升至高點時，都帶著櫻桃李情緒，就是我們平常慣用的形容詞：崩潰、踩到地雷、爆發、發飆……

至於社會新聞中的那些暴力、肢體衝突、情殺、他殺、自殺、恐攻等等事件，都是負面情緒已經高漲到一發不可收拾的地步了。爲什麼會這樣呢？這必然不是第一次了，是在一段（或許是好長一段）壓抑之後的反彈。**人們看到的是事件爆發，沒看到的是事件未發生前的醞釀**。

你是否也這樣？平常隱忍、控制，外在表現出分寸、節制，但內心卻有一股未釋放的負面能量在心湖下面波濤洶湧？直到累積過多，你感到快要無法控制自己時，害怕自己會發飆，害怕快失去理性，甚至怕自己將會做出可怕行爲……

櫻桃李花精將我們的壓力徐徐釋放，緩和緊繃的神經。徐徐釋放壓力，就好比氣球太大時，一點一點洩出氣，就不會爆破了，回到理性主導的狀態，不必擔心自己快到爆衝的臨界點。

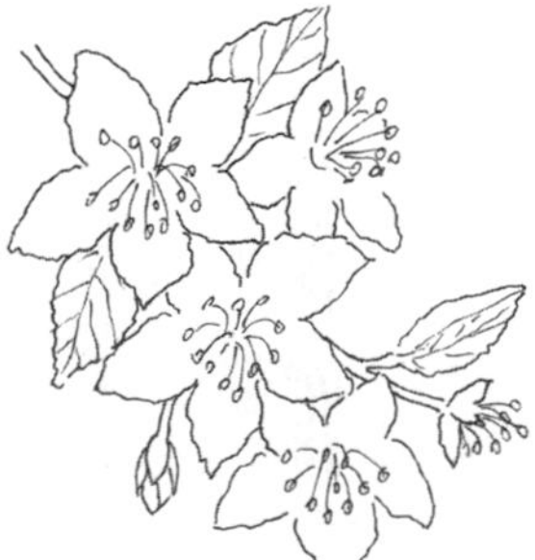

自殺，想要結束生命就是失去理性，是最強烈、最衝動的情緒反應。因此對於有動念自殺的個案，即使他表達的語氣輕描淡寫，花精師都要即刻思考是否需要使用櫻桃李花精來協助他。

其實生活中處處充滿壓力，我們必須常常**覺察**、**認知自己的情緒氣球（或情緒水池）是否快爆破**、**快滿溢**？及早關心自己，讓壓力有一個適當的出口，或尋求協助。不要等到最後一刻爆發，傷人又傷己。

有時爆發點也只是很小的事件，如：一再受老闆無理責怪、高壓要求而承受工作壓力的先生，回家不願意分享心情，獨自壓抑，但是不知情的太太可能無意間戳到了他的痛處，一句話就點燃情緒，爆發了！

有的新手媽媽，嬰兒徹夜啼哭，搞不定的媽媽又累又慌，沒有足夠經驗的她，即使衷心疼愛孩子，也免不了在某一刻情緒堆積到高點時，眞希望自己像小時候那樣任性，將嬰兒如同洋娃娃一般地丟到地上。

好在櫻桃李花精也含在急救花精中，**當你快崩潰時**，不一定**記得服用櫻桃李花精**，**記得喝急救花精就好！**千萬不要跟自己內在的壓力對抗。

壓抑過度

櫻桃李情緒的重點從來不是「忍不住」發飆，而是「隱忍過多」！

我有位櫻桃李情緒的個案跟我說：「我還好，雖然壓抑很多，我從沒失控過！」但因為壓抑情緒，我看得出來她的身體很緊繃，坐在我面前的她，左側顏面會不時抽動，我還注意到她的拇指邊緣已經被她摳破了。

像這樣從沒真正放鬆的身體會形成很多症狀，如：劇烈的頭痛、高血壓、僵硬、疼痛等等。面臨嚴重壓力的櫻桃李甚至會有神經失調，顏面抽動、磨牙、咬手指、頭撞牆等等，自己控制不了的情形。

當然，因身體疾病帶來的疼痛感，也會是崩潰情緒的一個起因。如果我們極力隱忍疼痛，或勉強工作，硬撐忍耐，最後也會帶來崩潰、情緒爆發的狀態。**櫻桃李對於釋放因極度疼痛而引發的情緒壓力也很有效。**

紅栗花（擔心他人vs祝福他人）

紅栗花情緒的害怕成分中較多的是「擔心」（worry），他們是過分掛念家人、朋友，**關心到了過度擔心的地步**。

他們的焦點都放在別人身上，忽略了自己。我在花精諮詢時，很容易就發現紅栗花情緒以女性較多，每當描述自己的狀態時，開口都不以「我」做主詞，而是以「他」、「她」或「他們」爲主詞。即使我提醒地問：「那你自己呢？」對方也還是無法把焦點拉回自己身上。

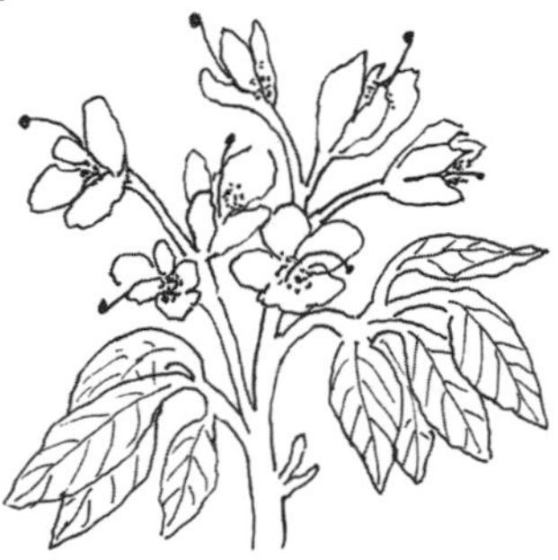

紅栗花人缺乏自我意識，沒有自己的生活重心，習慣開口閉口都是別人，鎮日掛心親人安危。對於親愛的家人、另一半、子女，隨時要求聯絡、報備，不然坐立難安。害怕他們處理不好，沒有自己不行；害怕他們遭遇意外、困難、疾病，形成一種**憂心忡忡的焦慮感**。

說得好聽是「爲他好」，但「以愛之名」的操心著實給人添很大的負擔。有時媽媽們會辯解：「孩子們無法照顧好自己，我才有操不完的心。」但是當你焦慮過多時，即使對方只是一點小病、小意外、小失敗，也會被當成天大的事看。

不要忘記在焦慮中，所做的抉擇也常常是不理智的，缺少常識判斷的、衝動的，絕非最好的決定。題外話，一些詐騙集團不就利用紅栗花情結，騙說家人、孩子在外忽然重病、發生意外，以騙取衝動匯款？

說穿了，紅栗花人的恐懼情緒是將自己的安全感與其他人的安全緊密綁定。這些擔心、害怕大多都是自己內在的不安向外投射。**看看自己思想裡的擔心是否反映了自己在某方面的恐懼、不安？好好關心自己、釋放自己的負面情緒**。不需要胡思亂想，也不需要緊緊掌控，你的每一個祝福、支持、肯定，才是給對方最好的關心。

父母、子女（甚至夫婦、情侶）關係太過緊密，會形成一種共依存的依賴關係。彼此之間擔心的情緒也會互相傳染！父母們有所不知，很多紅栗花的媽媽，也有為她而操心、放不下、擔憂的子女。伴侶關係也會如此，明明雙方都是想要表達愛，卻演變為在彼此間傳送擔心的負面能量。

的確，被紅栗花操心擔憂的對象，他們所感受到的也同樣是擔心、負擔，並不是被照顧、被支持。有些子女厭煩父母親的憂慮、嘮叨；有些子女則是從此只報喜不報憂，因爲報憂得不到支持，反而爲自己添加壓力。

我們要牢記一個道理：「天底下只有三件事，自己的事、別人的事、老天的事。」紅栗花人千萬別說：「孩子的事、老公的事就是我的事！」這是將他們納入自己版圖的心態，忘了尊重屬於他們自己的界線。

每一個人首先都應該盡量將焦點放在照顧、處理好自己的事。懷著一顆愛心與開放的心，在別人有需求於我們的時候才出手相助（助人也必須得到對方的願意呀！）。操心也好、關心也好，付出總是過多的紅栗花，請讓部分的愛與關注回流到自己身上吧！

媽媽台詞

亞洲文化中，父母為兒女總是付出很多，也習慣以操心的方式來表達關心。我自己為人子女，也為人母親，非常理解我們容易無意識地傳承父母的教養方式與關心方式。

每一代的年輕媽媽都以自己母親為藍本，學習怎麼當個母親，有許多「像一個母親角色」的台詞，就這麼順口脫出了：「我是為你好」、「天氣涼，要多穿衣」、「小心外面細菌多，會生病」、「少玩手機，眼睛會壞掉」、「再不讀書，考試會完蛋」、「你回家太晚，害我擔心都不敢睡。」

我自己初為人母，也曾以為操心就是愛。後來發現擔心毫無用處，倒可能把非常有自己主見的青少年推得更遠。之後，我會有意識地避免傳統慣用的「媽媽台詞」，改以耐心地聆聽，只在適當的時候，給予真正有益的引導。

肯定、信任子女，用祝福他們的正向能量，創造出新版本的「媽媽台詞」：「超棒的」、「你可以的」、「青出於藍，你比我厲害」、「我相信你」……放手才能讓孩子自由、獨立做自己。放手後的媽媽，也才能有自己的自由。

學習勇氣

人類天性中就是會有恐懼襲來的時刻。不可能完全沒有害怕或焦慮，適當的焦慮可以推動人往前進。但完全沒有，或次數頻繁、長期的焦慮都會帶來問題。這一組花精協助釋放各種恐懼的負面情緒：

1. **枸酸醬：**已知的恐懼。
2. **白楊：**未知的恐懼。
3. **岩玫瑰：**威脅生命的深沉恐懼。
4. **櫻桃李：**怕失去理性，怕崩潰。
5. **紅栗花：**擔心所關心的人。

《脆弱的力量》（*Daring Greatly: How the Courage to Be Vulnerable Transforms the Way We Live, Love, Parent, and Lead*）作者布芮尼．布朗（Brené Brown）這麼看待：

「『脆弱』是人在面對冒險和不確定時，產生的深刻恐懼和不安全感。『脆弱』是人的本質，是所有創造力和情感的核心，也是人性最強大的力量。展現脆弱眞實的一面，眞誠面對自己很害怕的部分，才能一再提升我們人際、情感、求學、職場和教養的能量。」

說到底，**「勇氣」是什麼？是知道害怕，還去做的那種力量！**因爲害怕的底層總是伴隨著對死亡的恐懼，但也因著這份「怕死」，心中同時會升起「想要活」的欲望，這是人的本能。

有些人以爲自己所缺乏的勇氣，需要假以時日，慢慢培養，一等再等，總是弱弱地抵抗：「再給我一點時間！」事實上，我們不需要培養到100%的勇氣，我們只需要拿出比恐懼再多10%的勇氣。如果你的恐懼有50%，只要有60%勇氣，就足以超過恐懼，有動力往前行！每一次的嘗試之後，不論成敗，你都會獲得獎勵，得到更多的勇氣。

所以在恐懼面前，你可以不「勇敢」，但一定要有「勇氣」，這樣才能跨越生命帶給你的挑戰，獲得生命的禮物。**一旦有勇氣面對恐懼，恐懼就不再具有威脅你的力量，因爲你已經將恐懼轉化爲內在的力量。**

想將恐懼的情緒轉化爲勇氣、正面信念和恢復能力，可以多多利用這組巴哈花精當你的守護員！

三、懷疑&沒自信的推手

我沒自信

非常多人都常常強調自己沒有自信，**小心不要讓「我沒自信」成了「我辦不到」的藉口。檢查一下這一句「沒自信」還跟什麼有關**？

你有沒有留意過自己與周遭朋友、家人在做決定時的差異？有些人總是果敢、有決斷力，能快速做出決定，並爲它負責。有些人總是猶豫不決、容易後悔，也不能堅持。

那些能當機立斷做出決定的人，怎樣確定這是一個該做的決定？好的決定？安全的決定？他們的性格中有沒有比較多的信任、穩定、判斷力？或是更勇於面對挑戰？需要更多時間、更多考慮、更多資訊的人，在他們徘徊的過程中，又有什麼樣慎重的思考點？或是顧慮呢？

基本來說，兩組人的能量不同，他們只是各自挑選一種讓自己比較舒服的方式做決定。前一組人認爲快一點的決定能帶給他們安全感。後一組人以爲慢一點決定才有安全感。前一組的人將能量集中於行動上，在行動中，他們邊思考，邊修正，從錯誤中學習，也許比較衝動，但也挺有效率？後一組的人，則將很多的能量運用在事前規劃，事前想像，或許帶給他們眞正滿足的是腦部活動，並非實際作爲？

以下的六種花能爲猶豫不決的你提供「推手」的正面能量。

水蕨（無知 vs 智慧）

水蕨的個性是不信任自己的判斷，不信任自己的直覺。總是希望能徵詢旁人的意見，似乎害怕爲自己做決定。他們變得過度渴求資訊，沒有安全感，缺乏獨立性。容易依賴他人，也容易被人誤導。

從好的方面來看，他們愛好知識、喜歡讀書，但骨子裡就是想依賴「專家、權威」的說法。當然，在網路時代他們靠的就是谷歌大神、百度大哥！事事必上網查資料！

買東西時，水蕨人奉行貨比三家不吃虧；生病時，水蕨人也不怕麻煩，要問第二個、第三個醫療意見。他們就

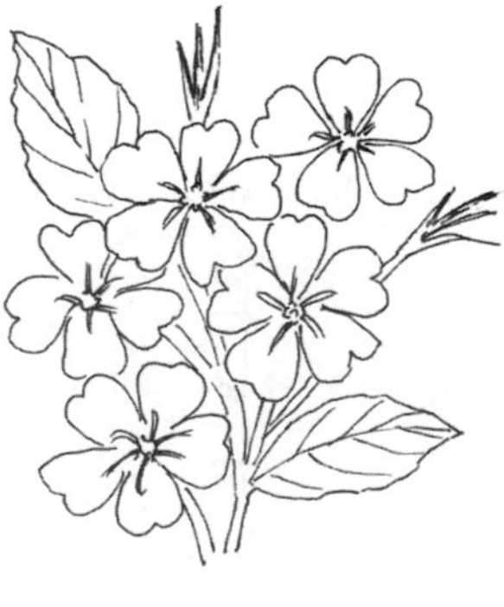

是無法信任眼前僅有的資訊，他們總以爲更多資訊的幫助會做出更好的判斷。

水蕨人或許自小都是個愛提問的好奇寶寶，但是從沒想到過最好的答案可能來自你自己，反而容易信服權威、跟隨潮流，甚至盲從摹仿、求神問卜。水蕨的個性**無法果斷相信自己的看法**，每個決定都很慢，然而越是搜尋資訊，越容易被誤導。

以前有個父子騎驢的故事，說的是一對父子，牽著一頭小毛驢去市集，結果路人指指點點，說有驢不騎好浪費；父親騎了，被說不照顧孩子；孩子騎了又被說不孝順父親；父子一塊騎了，又說壓垮瘦小的驢……怎麼做都不對！這故事的寓意是在告訴我們，要聽從自己的決定，而非他人的指點。

線球草的猶疑不決是「無法做出選擇」。而水蕨是「無法信任自己的選擇」。水蕨的負面情緒就是**想要有他人掛保證，很容易變得盲從、一窩蜂或受影響而出錯**。水蕨的青少年往往有那種很在乎同儕眼光的從眾心態，想要跟身邊的人一致，想要被接納、被同意，反倒是他們對自己的信任和尊重都不高。

水蕨花精協助你不盲從聽命於他人，學習相信自己的判斷，也學習勇於犯錯，不怕犯錯。如果頭腦顧慮太多，左思右想，倒不如隨心而動，如果還是不知道心怎麼想，也不妨覺察身體反應，因爲身體反而比較誠實，會反映出你的心聲。水蕨花精協助釋放你心中的不確定感。

當你內在平靜時，你的內心就是自己內在的導師，會帶給你許多意想不到的智慧。當你平衡時，你願意聆聽自己時，你會發現自己的直覺力其實蠻準確的。

直覺——我們內在的認知，是智慧一個重要的來源。古今中外許多大科學家、藝術家都承認他們的靈感、創作、發明，是來自福至心靈的一念。心理學家馬汀．塞利格曼（Martin E. P. Seligman）與邁可．卡哈納（Michael Kahana）曾在文章中指出：「人類長久以來便知道，許多重要的決策不是透由線性的推理，而是由直覺產生。」

我們都有過收到預感的這種經驗，這就是我們內在的聲音，雖然我們無法解釋。問題是你會注意它嗎？（如果你不練習聆聽那微弱的、一閃即過的直覺，通常就不會注意到。）你會聽從它嗎？（如果你接著聽到來自頭腦的聲音，動用起你的邏輯分析力，就不會聽從那冒出的第一個聲音。）如何能保持自我直覺暢通無阻？（當然是越用就越順、越不用就越不順！）

藉由水蕨花精，培養直覺力，善加利用直覺智慧，才是使我們在工作上、生活上不斷成長茁壯的一個關鍵。

直覺的選擇

蘋果執行長庫克難得回到母校阿拉巴馬州奥本大學，為畢業典禮致詞，他談到：一九九八年初的那天，我聽從了自己的直覺。那時我跟賈伯斯面談才五分鐘，就決定拋開戒心和邏輯，加入蘋果。我的直覺告訴我，這是個千載難逢的機會。我可以為一位創意天才做事，還可以加入領導團隊，一起再造一家偉大的美國公司。當年，要是我沒有跟著直覺走，後來會有什麼發展，實在很難説。但可以確定的是，我今天不會站在這裡講話。（摘自《天下雜誌》）

我就是知道

做了多年個案諮詢之後，我發現，其實當一個人信任自己的時候，他不會需要詢問太多的外在意見，不需要求神問卜，他會說「我自己就是知道」。知道的背後不必有「因為、所以」，這就是來自他的直覺、靈感。關於愛情如此，關於人生志向如此，關於健康也如此。

只有越疑惑，我們越想到處尋求資訊。其實，連你的疑惑感、不對勁感，也是直覺呢！

龍膽（懷疑vs理解）

龍膽的負面情緒我們每一個人都體驗過，就是遇到挑戰、障礙而失敗時，**內心的那種挫折感**。小小的挫折感，誰都遇過，有些人會動腦筋想辦法；有些人就會擱置、拖延；還有些人直接覺得氣餒而放棄了。久而久之，氣餒成了悲觀，悲觀成了態度，態度就影響了人生。

因爲龍膽的情緒時常發生，大或小而已，所以我們不一定特別關注這種情緒，然而久積的情緒會形成腦部神經迴路，變成信念、價値觀，這時龍膽負面情緒已經成爲個性的一部分，也是俗稱的「**玻璃心**」。一旦這種挫折、失望的感覺變得更嚴重時，就進入荊荳般的絕望情緒了。

其實龍膽並不是膽怯、內向或沒有自信。龍膽也很有勇氣嘗試，只是嘗試後遭到困難、障礙，會產生失敗感的氣餒、消沉。他們**對自己的能力不確定**，値不値得再去嘗試呢？困難容不容易被克服呢？都不確定！

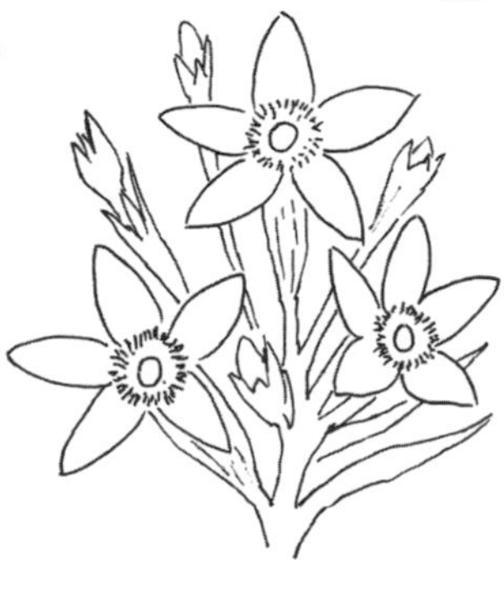

他們常常怕被騙、怕上當、怕失敗，其實都是自我否定、自我懷疑的藉口。龍膽人會**提前放棄，或做出最壞的打算**，或是缺乏毅力堅持下去，也都是出於一種自我保護的心態。

龍膽人**以爲放棄嘗試，就可以免於失敗。他們忘記了凡事都是熟能生巧、勤能補拙**。第一次的失敗就輕言放棄，讓自己失去機會去感受再練習後的收穫與自信心，眞是太可惜了！

當這些不確定自己能否完成，是否有機會成功的懷疑情緒被龍膽花精釋放了，並且在旁人理解與鼓勵之下，龍膽人就會再次展現行動力，向前出發。

龍膽花精協助提升這樣的能量，培養恆心和信心，幫助克服障礙，再度**活化那份願意嘗試的動機**，這樣的動機與抱持的態度我們通常稱作**樂觀**。龍膽花精鼓勵害怕失敗的人重新看待失敗，當累積了自己的經驗與信心，不確定感就減少了。

遇弱則弱

我兒子小時候有一點龍膽性格，如果是他具有天賦的部分，他可以表現得很好，也很有自信；但只要是他的弱項，他就會沒信心、很氣餒。

有一次他左拖右摸，不肯好好寫功課，我跟他說「功課要寫完才能看卡通」，以為這也算是一種激將的鼓勵。沒想到讀小二的他立刻大哭，因為當下他只感受到自己做不到的話，就不能看卡通的悲觀和委屈，卻看不到如果趕快寫完，就可以享受獎賞的滋味。

在喝了一陣子龍膽花精，搭配適當的鼓勵後，他漸漸增強行動力，並對自己可以改進、做得到，抱以樂觀的看法。

荊豆（絕望vs希望）

「希望」這兩個字看似抽象，但它就如同陽光，照亮我們的生命。沒有希望，人生是黯淡無光的。如同植物總是向著陽光生長；健康、正向的生命也都是懷抱著希望而度過生命中每一天。

如果人生中遇到一些打擊，無論是慢性疾病、家庭變故、職場失意，或是情場失戀，一個人受到外境變化而有遭逢挫折、陷入泥沼等心態，這些看不到希望、失去信心的感覺、就是出現荊荳般的負面情緒。

這種情緒的起初，確實受到外境的影響，歷經失敗、遇到挫折，因此覺得無助，進而演變成自己放棄、不再努力，只等待外界改變……**荊荳的情緒出現時，已然不只是環境影響，而是自己絕望的心情，停滯的能量，失去了行動力。**

對自己的努力感到白費，而無法保持積極的態度、正向的思考。不過，雖說是放棄、絕望，表面上沒有興致且抗拒，但人的內心深處，誰不是仍然盼著奇蹟出現？**「希望」就像陽光，即使被烏雲遮住，也還是存在啊！**

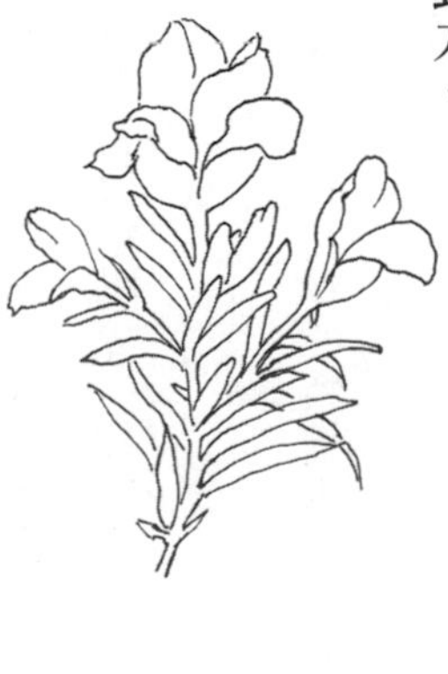

荊豆花精又被稱爲「瓶中的陽光」。荊豆的花期很常，從冷冽的早春開到豔陽照頂的盛夏，每當你看到那黃澄澄的荊豆花一整片開滿山坡，就會覺得希望跟陽光一起回來了。只要抱著希望，人總可以想得出不一樣的解決途徑。

思想就是能量，當你眞的渴望改變時，世界也終將爲你改變。荊豆花精的特質就是將希望帶回來，給失去活力的心補充動能，你會願意再一次努力、嘗試。

分辨絕望的程度

嘴裡很會抱怨，充滿洩氣感是龍膽人。他們需要龍膽花精＋旁人鼓勵。

嘴裡說著我已經放下、不在乎，沒關係，但又缺乏活力，只等待外境改變，無力自己改變的是荊荳人。他們需要荊荳花精＋希望＋機會。

嘴裡什麼都不說，心裡很苦，以為已試過所有方法，依然身處絕境的是西洋栗人，他們需要西洋栗花精＋旁人協助＋信任更大力量。

鵝耳櫪（乏力vs清新）

當生活或工作了無新意、如同例行公事時，人就感到乏力，不是體力不足，是心欠缺蓬勃的朝氣。最常表現出早上起不來，或是醒來而不想起床。一想到要去工作就累。（也有人是一想到回家就累、一想到寫作業就累……）這種索然無味、失去熱忱的疲乏，是因爲一直重複、一直付出、沒有充電、沒有樂趣的疲累。疲憊感會讓你開始懷疑人生。

能量是一種彈性的流動，有進也要有出，有緊也要有鬆。一陣不變就會彈性疲乏。鵝耳櫪的筋疲力竭不是體力用過度，而是用腦力、用心力過度。這過度之中有可能是因爲自己失去了調節，忘記了初心與熱情；或是將太多的能量耗盡在負面的競爭、辯解、抗拒、勉強、防禦等等情緒之戰，不再享受投入工作（或學習、或家庭、或情感）的快樂與成就感。

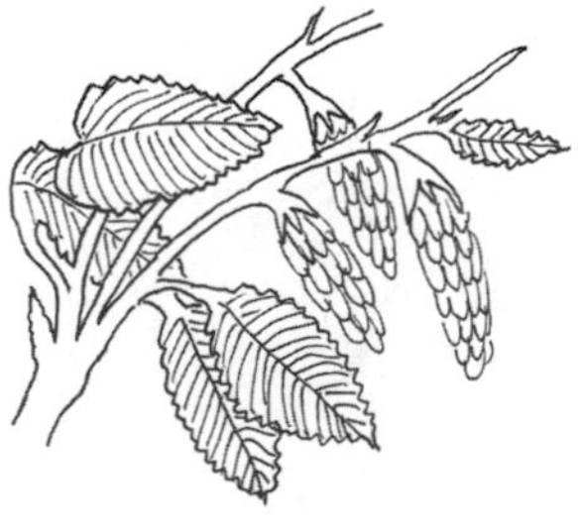

上班族的朋友這種沒精打采與不想做事的感覺，常常在星期一早上最明顯，又稱

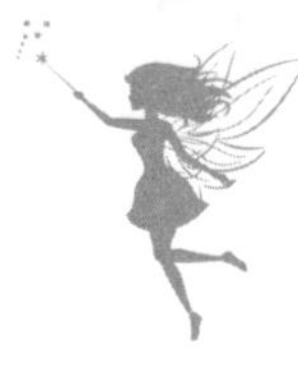

之爲「週一症候群」。但在其他節前、節後症候群，以及考前症候群、經前症候群、嗜睡症候群等等，也是一樣的道理。總之，**就是心的乏力，導致身體似乎能量不濟**，但眞的起動了，也能順利撐完一天的工作。

不必猛灌咖啡，鵝耳櫪花精讓你全身感受到充滿新鮮與活力！於此同時，你也需要逐步改變你的習慣，重新安排一下你的生活作息，找回你的初衷與動力，當無聊被驅散，疲憊也就消失了。**你需要的就是起而行、打破常規、找回內在的熱忱**。

線球草（猶豫VS堅定）

人生總是有些讓人難以抉擇的重要關鍵時刻。但有些人不只是對大事難以決定，連小事也要考慮很久，就是屬於負面的線球草情緒。**他們往往在幾個選擇中來回擺盪**。這些日常生活中常見的矛盾、左右爲難，是所謂的心理衝突，心理學家庫爾特・勒溫（Kurt Lewin）提出以下三種分類：

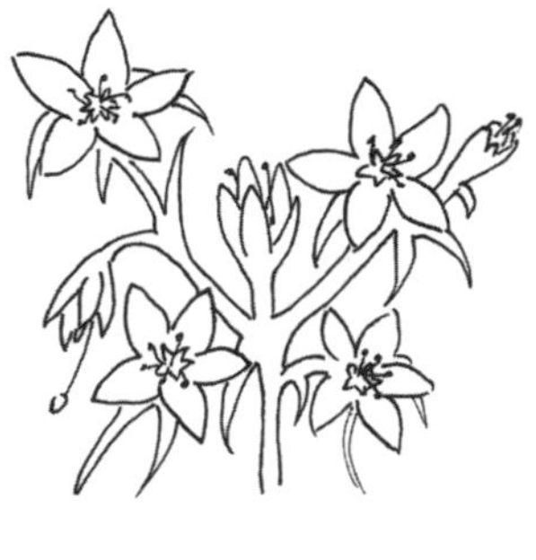

1. **雙趨衝突：** 兩個都很有吸引力的目標同時出現，必須選擇其一並放棄另一時的心理衝突。之所以難以選擇，不是不喜歡，而是由於時間、空間、精力及個人資源的限制。像是：週末既想要去郊遊，又想要看電影，但時間有限。

2. **雙避衝突：** 兩種不利於自己或令人討厭的事情同時出現，而必須從中選擇其一的心理衝突。比如：是要忍受牙痛？還是去看一向很怕去的牙醫診所？

3. **趨避衝突：** 對人有吸引力，卻得付出代價的目標出現在面前時，所引起的心理衝突。比如：有人想要抽菸，又怕危害健康。

線球草性格的人，在一般購物、選餐中，也常陷入長考，旁人以為他都不喜歡，選不出來，但他往往是屬於雙趨衝突型的難以抉擇。購物這一類的決定，再怎麼猶疑不決都好辦，比如有的人乾脆讓別人為他做選擇，或是將該物品的不同顏色選項都買下來，或是今天吃排骨飯、明天再來吃雞腿飯。但是工作的選擇呢？婚姻對象的決定呢？

人生每時每刻充滿各式各樣的選擇與決定，線球草負面情緒的人，內在的感受總是起起伏伏、反覆思索，又反悔又糾結，充滿掙扎、猶疑不定……他們並不像水蕨人愛問

別人意見，反而習慣獨自煎熬，內心躁動不安，左右兩難。

不過這樣也會帶給別人困擾，身邊人往往需要付出無盡的等待，還得接受突如其來的改變，到頭來不免覺得這個人不可靠。但其實最大困擾還是線球草人自己，思緒快變，總可看到正負兩面，擺不平、不平衡。有些人在生理上也容易出現暈車、暈船、孕吐或其他身體症狀的兩極性，諸如：血壓忽高忽低；腹瀉、便祕交替；發燒、發冷交替等等。

線球草人害怕的是什麼呢？**他們害怕做錯決定，所有的搖擺不定都是爲了想要做出最好的選擇**。但是什麼是最好的選擇呢？有時候需要放手一搏才知道，甚至看似不夠謹慎的決定，也比一直苦於觀望而錯過時機更好。

線球草花精協助你打破這種反覆、搖擺，幫助你回到中心，回到平衡。讓你的直覺和你的理性達成協議。給線球草情緒的朋友一個建議——如果不能擁有你想要得到的，那就喜歡你所能擁有的吧！

野燕麥（散漫VS專注）

野燕麥面臨不確定的狀態更廣泛，形成一種茫然感，無方向感，像是站在生命的十字路口徘徊。他們不知道自己要什麼、對自己的未來不確定、沒有目標、沒有動力，懈怠並且無法專注。

人生有時眞的好像河流，有順流的時候，也總有時候遇到一段逆流，讓人感到處於「瓶頸」的狀態。這時心情好似龍困淺灘，不知下一步何去何從。如果說胡桃的負面情緒是已經進入一個新的階段，但還不適應；野燕麥的負面情緒就是一**種尚未進入狀況前的不確定**。

野燕麥的心理狀態是想要有所成就，曾經多方嘗試，但總不合意。現實狀況讓他缺乏滿足感，生活單調、乏味、無聊、茫然、覺得人生沒意義。要是詢問野燕麥人的興趣、理想，他們會說不出來，只知道自己的工作/活動都並不能激起熱情，更稱不上志趣。反而越是因爲這樣，越常想寄情在刺激的活動上，但刺

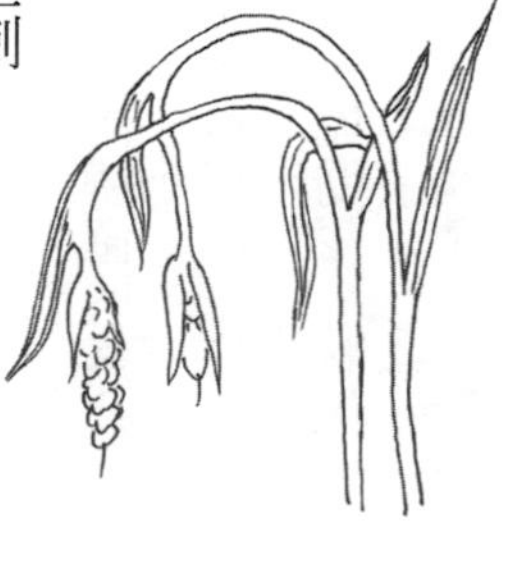

激活動一結束，依然感到無比空虛。

嚴重者，身體也會出現一些說不清的症狀，好似生病，又無法檢查出明確的病症。野燕麥症狀明顯時，面對花精師的詢問，也說不出個所以然，描述不出自己的好惡、方向，回答總是模稜兩可。如果有以上這些情形，都適合先以野燕麥花精協助釐清狀態。

野燕麥花精協助茫然、混沌的心能夠落實，看清自己想要的。野燕麥花精可以給予專注力量，讓人跟隨自己內心目標指引，勇往直前，重獲有意義的生活。

野燕麥花精幫助你更加瞭解自己的需要，幫助你在現有選擇中，看到適合的可能性。**野燕麥將空虛的生命聚焦，增進生命的活力與集中力**，投射出去的能量與注意力就不再渙散。當一個人過著有目的的生活，自然就懂得生命的目的。

沒有夢想？還是不敢夢想？

美惠第一次來進行花精面談時，肢體語言顯得頹喪，駝背、縮胸，面色蒼白，講話緩慢。如果問她：妳快樂嗎？她知道自己不快樂，但問怎麼做會讓自己快樂？自己的夢想是什麼？她都答不出來。

成為家庭主婦後，她只有先生、孩子、婆家，都快忘記單身時的自己了，更「不敢」有夢想。她說：沒有夢想日子還好過一點，有夢想而不能去實現，那會更難過。她的處境是「不敢為自己想」。

但是詳述之後，知道原來未嫁人之前，美惠也沒有一個工作能長久，因為只知道什麼不是她想要的，沒有想過什麼是她想要的。連結婚也是聽從父母的意見，不是發自內心的渴望。從小只被迫接受環境或家庭給予的意見，久而久之，失去了自己有想法、有創意、有熱忱的能力。

野燕麥花精，帶給美惠一種錨定的感覺，抓到自己的主軸，開始思考自己想要的是什麼？即使孩子還小需要照顧，但她決定先從充實自己開始，線上課程、讀書、自行在家開始了DIY的手作。對她而言，是創作，也是療癒，後來漸漸展開了小小的手作網店，她帶著自信的笑容也越來越多了。

成功，只是克服了失敗而已

何謂「成功」？成功就是克服了失敗。每個成功的人，一定都經歷過挫折、吃過苦頭、有過懊悔，經歷過不少人生的挑戰與失敗。只有經歷失敗後過關的人，才能體會眞正的成功，而不只是運氣。那些磨難會讓我們變得更有信心、內心更強大，也更有智慧。

而未成功的人只是放棄了嘗試，被「怕失敗的恐懼」打敗了。「失敗」到底有多可怕？往往這是一種還沒經歷，還沒冒險就敗下陣來的挫敗感。人們被集體意識影響，認爲「失敗」是丟臉以及無法復原的慘痛經驗！

如果，我們從小被教育、被養成的是：「沒關係，讓我們重新來過！」是不是就沒有「失敗」兩個字的恐懼印記？**讓「重新來過」成爲失敗的替代詞吧**。

還記得小時候學游泳、學騎腳踏車的經驗嗎？沒學之前，總以爲自己不行，非常困難；學會之後，覺得也沒什麼難。前後心情，回頭想眞是天壤之別。**經驗告訴我們，「重新來過」總會發現一次比一次簡單，一次比一次快上手**。

每一次「失敗」，都讓我們學習以更新的眼睛看世界，是一件有力量、有信心，也有成就感的事！正如愛迪生說過「失敗帶給我的經驗與收穫，在於我已經知道這樣做不會成功的證明，下一次我可以避免同樣的錯誤了。」

這一組懷疑類的負面情緒就是內在自己沒足夠的信心，投射到外，對世界、對老天也沒有足夠的信任。

1. **水蕨**：不確定自己的直覺。
2. **龍膽**：不確定能否克服困難。
3. **荊豆**：不確定是否還有希望。

4. **鵝耳櫪：**不確定是該做還是不得不做。

5. **線球草：**不確定兩者之間的選擇。

6. **野生燕麥：**不確定人生的方向。

或許他們之前失敗過，有過困難的經驗，變得小心翼翼、格外謹慎；也或許他們太渴望一次做對，不願面臨選擇錯誤的懊惱。無論如何，**我們當下的每一個選擇與決定都包含了負責、勇氣與安全感**，要是缺乏了這些素質，小選擇也可以很磨人。**唯有對自己、對老天有信任感，才能在對的時間，做對的事**。

行動力強的人比較能掌握機會，做事有效率。但是一般人不知道的是：在行動力之前，必須先有內在的確定感。如果一個人常常自己矛盾糾結、不具行動力，應該不是急著如何增強行動力，倒要先檢視一下自己內在的確定感如何？

這一組花精的正面品質就是培養我們的確定感。一份穩當的確定感中包括了安全感、信任、果斷與面對挑戰的勇氣，還有全然的自我負責。當我們越有確定感，就會越有自信心，也越會擁有希望與活力，這樣才具備了穩定與堅持的力量走下去。

四、敏感脆弱的療癒師

高敏感族

說到「敏感」，有的孩子天生就比其他孩子敏銳，打從他們出生就看得出來。他們對光線、氣味、碰觸、動作、溫度、聲音特別敏感，一點點刺激就會引發很大的反應。另外也有部分人是由於成長中的經歷，鍛鍊出敏感的心思。可能從小就得學習要察言觀色，用敏感來保護自己。還有一種可能是出於自卑，缺乏自信的人，會觀察環境和別人，以避免出錯或引起別人不滿。他們很擅於體察別人的情緒狀態，他們自己也會比常人感受到更強烈的情緒起伏。

就像有一些人被稱爲「神經大條」，而這一些人，則被稱爲「高敏感族」。

高敏感族不一定是對空氣汙染、食物、花粉敏感，而是對人際關係中的對象敏感，或者說對「自我敏感」。他們的情緒很容易被其他人牽動、影響。爲了在關係中保護自己，他們往往帶著一張掩飾的面具，有著內外不一致的煩惱。

敏感不是缺點。敏感的人正是因爲對別人的情緒狀態敏感，才更容易做到感同身

受，善解人意。他們心思細膩、感知力強，這些都是優點。但是如果過分對情緒敏感，就會很容易產生內心負面的的反應。一旦沒有及時消化，就會陷入負面之中無法自拔。

以下四種花可以說是這些人的心理療癒師，能撫慰他們敏感脆弱的玻璃心，也可以增強他們對外在刺激的挫折承受度以及容忍度，帶來內在的穩定感。

龍芽草（不安VS平安）

龍芽草人在同伴中有著「開心果」之稱，很少人想到整日嘴角上揚的他們也會有煩惱。然而，表現出開心的樣子，炒熱氣氛，是龍芽草認為對朋友表達善意的方式，或許也是他們從小不被允許自由表達出不開心的情緒之故。

龍芽草人熱愛和諧，很怕衝突；一貫委曲求全、息事寧人；喜歡以幽默化解問題，用耍寶來轉移話題。他們靠逗樂大家，來逗樂自己。

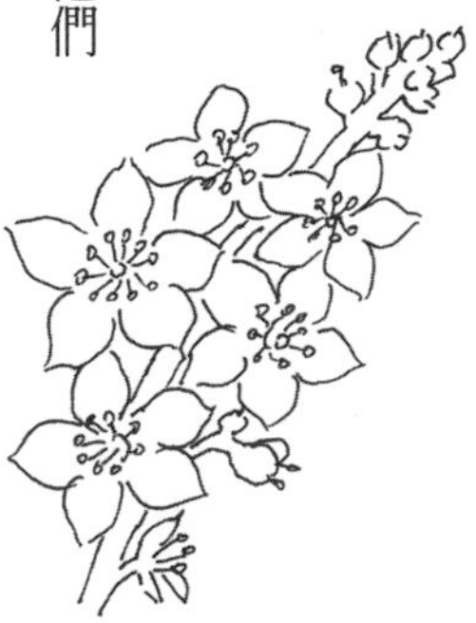

龍芽草人整日好似帶著微笑面具，久而久之，這張面具像是脫不下來一般，以致他們在人前幾乎無法呈現其他的表情，背地裡卻默默忍受煎熬。因爲害怕別人洞悉內心，總是用強顏歡笑的方式掩飾自己的不開心，表面狀似愉悅，甚至連自己也不願承認自己心底有負面情緒、有黑暗面。

他們冀望和諧，是許願時會說出：「我希望世界和平」的那種人。總是喜歡大事化小、小事化無。他們不願意見到人性的黑暗面、負面，也抱括自己的。「Don't worry, be happy.」，雖然是一句美好的肯定語，但是徹底執行的龍芽草，就眞的將煩惱、擔憂都壓抑到很深的底下。**龍芽草可以說是朋友間最愛面子的一個，不願顯示自己的脆弱面。**

然而遇到問題或挑戰時，龍芽草人怎麼面對處理？人前他們看似鎭定，人後卻獨自痛苦。在冷漠的現實社會中，大家都讚賞正能量，排斥負能量。壓力大卻無處可以釋放，甚至無人可以訴說時，怎麼辦呢？「上癮症」就是這些壓力的出口。

陷入嚴重的酗菸、酗酒、嗜賭，甚至毒品固然很糟，但是不觸法，也看似無害健康的小沉迷、小習慣、小依賴，比如：玩電腦遊戲、滑手機、吃宵夜、跑夜店、愛甜點、囤積公仔、迷戀某個明星等等，久而久之，也一樣是上癮！

「上癮」就是本來的喜歡、愛好、入迷程度已經到了不可自拔，無法叫停的地步。這往往是爲了逃避某事、替代某事。用這些替代方案讓自己沉溺其中，似乎能忘記原本讓自己痛苦的事。但其實只是將苦惱越埋越深。龍芽草人常常覺得自己藏有不爲人知的祕密，這份不能說的祕密會帶來沉重感。

身體是誠實的，越壓抑，越會反彈，有些龍芽草負面情緒可以從小動作中看出來，比如：手指扣擊、肌肉抽動、手抖、腳抖、夜裡磨牙、呼吸困難等等。再者，龍芽草負面情緒的人，很怕失眠，因爲白天壓下去的東西，夜裡會浮出來。有些人需要在電視前面才睡得著，因爲電視能轉移他的注意力。

就如同一首流行歌曲《小丑》的歌詞所述：「將歡笑帶給大家，痛苦留給自己。」的確，一些在舞台上帶給觀眾歡樂的明星藝人，在光鮮亮麗的表現之下，也暗自面對自己生命的難題。假如他們太在乎光環、形象，這樣的兩面個性會壓得他們透不過氣來，演變成龍芽草的負面症狀。

這時龍芽草花精就是最好陪伴你的療癒師，在花精的調頻下，能逐漸釋放壓力。龍芽草人漸漸接納自己的黑暗面，也才能試著打開心扉以眞實的自我與人交流。**敞開心扉面對自己的問題後，才會發現問題總是可以解決的，自己也不是孤立無援的**。卸下隱藏的不安，好似卸下重大的祕密，巨大的壓力就釋放大部分了！

主動關心

有一位朋友，在聚會時總是喜歡插科打諢，幽默風趣，逗樂大夥，鮮少提及自己。就算是訴苦、抱怨，也只是自嘲兩句，馬上就轉移話題。

當她罹患乳癌需要動手術時，手術麻醉前仍跟護士、醫生說笑話，醫生對她說：「從沒看見如此樂觀的病人。」然而，那位醫生不明白龍芽草的她，是為了掩飾內心的緊張不安才不停地說笑話——當下的她，極度需要安慰呢！

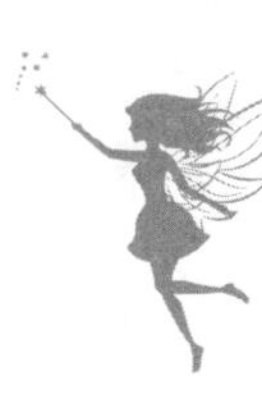

如果你的朋友圈中有龍芽草人，適時伸出援手，並在一對一的談心時刻（千萬別在眾人前面）鼓勵她說出自己內心的故事，將會給她帶來莫大的力量。

矢車菊（軟弱vs力量）

矢車菊是另一朵脆弱敏感的花，如果一個人有著像矢車菊一般的個性，那麼，他所有的敏感都用來感知別人的喜怒哀樂；隨時想要迎合他人、奉承他人或是配合他人，幾乎失去了自我。

矢車菊人本心非常善良，也非常樂於服務他人、關心他人，但若是偏向極端，就變成過度迎合他人，不懂拒絕他人請求，容易被其他意志較強的人支配。到頭來，常感覺被人利用甚至奴役，受盡委屈。

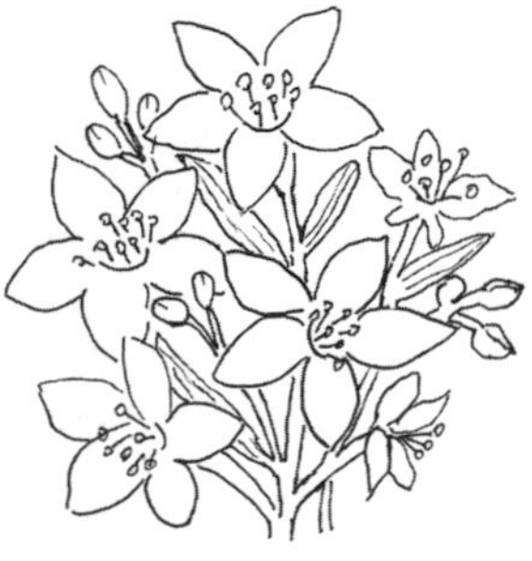

矢車菊負面個性的人，不敢拒絕他人的要求。實質上，**是看低自我的價値，以爲滿足別人，可以換取肯定；以爲愛，必須靠壓抑自我來獲得**。情況嚴重時，他們成爲在關係中那個忽視自我、犧牲自我、沒有立場、沒有力量的一方。

謙卑、溫和是美德，但對他人態度卑下、默默隱忍，則反映了自己的意志力薄弱，心中期望被更權威、更有力量的人認同與肯定。因此勢利者也就自私地利用了他們的善良，輕易吸取他們的能量。

矢車菊的負面性格，忘了自己具有本身存在的價値。他們沒有培養自我內在的力量，也沒有在人我之際保有分寸、設立邊界。總是把目光聚焦在他人身上，過度關注他人的需求或欲望，導致自己失去了界限。

有些矢車菊甚至已經習以爲常，未覺察自己身邊的父母、家人、好友、長官的要求已經太超過。在矢矢車菊的心中，這些是最親近、最信任的人，對方的權威早在自己心目中不可動搖，讓自己不敢說不。善良的矢車菊，他們內心深處有著害怕被拒絕、被遺棄的陰影。

在關係天秤的兩端，矢車菊人總是在過度付出的一頭。**矢車菊花精可以溫和地強化**

信心、增加勇氣，拿回屬於自己的力量，重新認知善良不等於軟弱。

矢車菊人要學習的，不是無條件的愛，不是更多的慈悲，而是**要學習設立自己的邊界，勇於拒絕**。每當我們過度需要外在的認同時，我們就過度依賴他人，同時允許某些人的權威凌駕我們的靈魂，奴役我們自由意願的權益。

所有給出的服務都必須出自樂意，而非不得不。使用矢車菊花精的同時，需要練習向內看。我是誰？我需要什麼？這樣慢慢建立自己的立場，一旦體會自己的力量與選擇權利，才能感受自由的輕鬆，前進的意願和自我創造的生命力。

小事練習起

改變積久成習的現況或許不易，首先要有耐心，知道這是一件需要堅持和勇氣的事情。**如果你還沒有勇氣獨立於一段有害的關係，那麼先不要著手大的改變，可以先從小事著手練習。**

如果別人再要求你做你不喜歡的事情的時候，在答應之前，先問問自己，這個要求是否合理？有沒有很過分？如果不答應結果會怎樣？這樣做的目的是讓你養成新的思想模式，也留意自己的感受，不要再違心地一味順從。

如果有讓自己不舒服的行為，就婉轉拒絕。開始或許有點困難，需要極大的勇氣才能拒絕，但絕對必須試著做一次。之後你才會慢慢地更有自信，他人也會更加尊重你，漸漸才能開始享受平衡的關係。

冬青（仇恨 vs 慈悲）

憤怒可以看作對他人是否善意、是否有愛的敏感反應。這是一種每個人都有過經驗的情緒。也是一種所有人都能快速感知的強烈情緒。每當爭執中，你我都曾體會過憤怒的情緒，身體會表現出臉紅脖子粗、怒髮衝冠、嗓門大、握拳、激動等等。

無論是最親密的愛人、最頻繁相處的家人，還是偶爾街上碰到的陌生人，一言不合，就覺得生氣、憤怒、嫉妒、猜忌，這樣憤怒的頻率就太多了。

通常「一言不合」的劇情總是這樣的：覺得對方沒善意、沒道理、覺得自己受到不公平的對待，因委屈而氣憤，因氣憤而想要報復、回擊等等的情緒。但這「一言不和」可能只是不符合我們期待、對方與我們有不同的認知、互相不理解諸如此類的誤會與溝通不良。

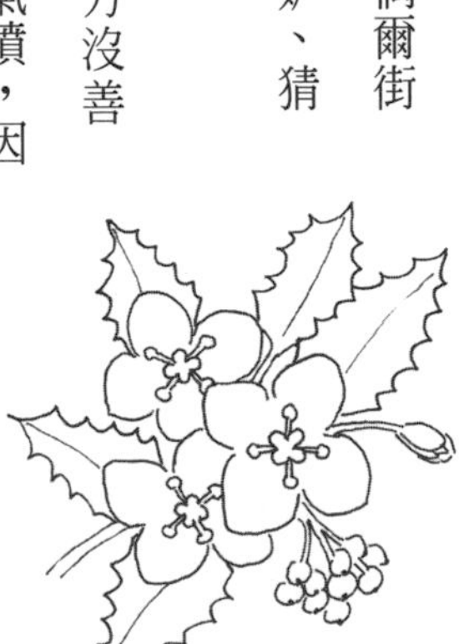

當小孩子處在憤怒情緒中時，是很明顯、很直接的外放式表達。哭、生氣、推人、吼叫、臉漲紅了，身體僵硬等等。成人以後，人們學著世故，要表達出教養，很多的憤怒反而壓抑下來，沒有爆發的憤怒不僅對身體不好，也會轉化爲其他更複雜的情緒。

一個人被他人激怒，並不一定是對方的錯。當自己被踩到地雷時，也不要將問題的焦點放在對方做錯了什麼。反而要回過頭來，**第一個要問自己的問題應該是「我爲何被他激怒了？」情緒爆發的起因是什麼？**

氣憤的情緒常常與誤解有關。爆發衝突的當下，都是因爲自己覺得不被人瞭解、不被愛、不被接納。憤怒就是一種與愛背離的情緒。

如果一個人長期脫離了愛，就只能以強勢的防禦武裝自己，對外在環境總是過於敏感，隨時想要對抗、反擊。因爲他的內心被羨慕、嫉妒、猜忌、報復等情緒所苦，感受不到被愛，也無法表達愛，最後對整個世界失去了善意與慈悲。**那些霸凌者、攻擊者、加害者，往往都是先失去了愛的體驗，再豎起一道心牆，拒絕了愛，再形成攻擊性的人格。**

我們一般人在情緒低谷時，也很容易被觸怒。每一個觸怒之下，都有著自己原本的課題，對方未必是針對你而有的惡意行爲。發洩式的氣憤固然不好，壓抑的怒火更有害健康，總有一天會以其他形式（可能是疾病：憤怒常儲存在肝臟區、炎症、上火等），或轉移到其他情緒的方式顯現。

冬青花精是一種使用後很快感受效果的花精，因爲能快速釋放那種強烈的負能量，重新回到理智，回到平靜，敞開心。一旦感受到愛與善意，爲防禦而生的武裝就可以卸下了。冬青讓人打開心扉，去體諒、寬容與接納。

清理憤怒的垃圾

我有一位個案志威，臉上有很多青春痘，甚至發炎紅腫。他說自己不常發脾氣、暴走，但深聊之下，知道他在職場上常常敢怒不敢言，壓抑很多憤怒，夜裡會做惡夢，甚至大喊出來。

平日壓抑的志威，唯一能覺察到自己的就是在開車時，容易情緒暴躁，沒耐心。一個人獨自在關著車窗的小空間中，對前面不守交通規則的車輛破口大罵。這是一種不自覺抒發情緒的表達，但行駛中還是危險，也仍然沒有看到問題的核心。

適時的清掉情緒垃圾與積累的憤怒是每一個人需要做的，這是愛自己的表達。但不必在人前處理，我建議他可以嘗試以下的方式，獨自清理：

1. 打枕頭。

2. 以自由書寫來抒發所有情緒，寫完燒掉，會有爽快感。
3. 吼叫、唱歌，以聲音的能量釋放。

胡桃（動搖vs穩定）

胡桃的敏感則是來自對新環境、對變化的適應。人生充滿了變化，但變化也讓我們跨出原本安逸的舒適區，必須重新適應、面臨挑戰。不過適應之後，就會獲得新的體驗，新的智慧，生命因此而成長。

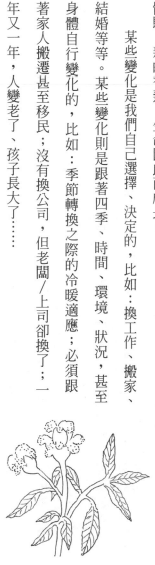

某些變化是我們自己選擇、決定的，比如：換工作、搬家、結婚等等。某些變化則是跟著四季、時間、環境、狀況，甚至身體自行變化的，比如：季節轉換之際的冷暖適應；必須跟著家人搬遷甚至移民；沒有換公司，但老闆/上司卻換了；一年又一年，人變老了、孩子長大了……

對於那些順著流已經來到的新變化、新環境、新狀況，我們是否察覺？察覺後是否願意接受？變化可以是成長上的契機，帶我們更上一層樓，但也會成爲一大挑戰，讓人敏感不安。

一個人的一生，有好多的成長階段。以生命週期來說，從出生起，有嬰兒期、兒童期、青少年期、成年期、中年期、更年期、老年期，直到臨終。每一個階段都有很多的變化：斷奶、長牙、換牙、初經直到停經、老化等等。光是身體成長的變化就無法逃避，也可能帶來壓力。

以家庭形式來說，從單身貴族、兩人世界、新婚蜜月期、有孩子的滿巢期，一直到孩子獨立離家後的空巢期。有時候明明還沉醉在上一個階段，卻不知不覺迎來下一個階段：從有了新生兒，新手爸媽的手忙腳亂；到青少年叛逆期，家中充滿低氣壓；到空巢期孩子離家，父母的空虛無所寄託，這些人生經歷的種種變化，雖然在所難免，還是會讓人唏噓啊。

談到個人的變化與適應，包括了學生時期每一次開學、每一次畢業；長大之後每一次的新工作/離職、每一次的戀愛/失戀，還有每一次的生病/復健、每一次的立定志向、每一次的戒掉壞習慣、每一次的減肥計畫，甚至對有些人而言，每一次的髮型改變等等。這些都是**心智意義上的轉換期**，也需要調適。

有些人很歡迎新的階段、變化，隨時做好準備，可以切換、接招。有些人則每一次都需要較長的適應期，這些人常常有一種莫名的不適應症，不安全感，也有點沒自信，但又說不清楚，**這就是覺得轉換頗爲動盪的胡桃情緒狀態**。

可以看看自己在新階段中，你的習性、想法，是否還停留在上一個階段？或是有什麼舊環境中的人、事、物牽掛著你，讓你絆住後腿，無法適應新階段？

每當你想要改變，但邁不開步伐；每當你想從過去的束縛中解放自己，但又怕信念不堅定；每當你做出自己的選擇，但容易受外界干擾；每當變化已經發生，但你還不適應……這時胡桃花精都是你最好的選擇。

一個人遇到內心需求與外部壓力的衝突時，胡桃花精可以保護個人能量、穩定中軸，堅定意志力、安撫搖擺的情緒，不受外在環境動搖。胡桃花精幫助你度過所有內在/外在轉化期，也提升你的自信，接受人生新階段的挑戰與適應。

由於生命中充滿各種變化，很多時候我們都後知後覺。如果你發現變化已經來到，你被生命之流推到下一階段，但是你似乎還沒準備好，覺得有一種措手不及，自覺還沒跟舊的能量、舊的影響脫節，都適合以胡桃花精來調整，好讓自己有自信地朝著新方向前進。

如果你對環境敏感，在人多的地方、吵雜的地方，有過多他人想法投射的負能量，讓你覺得不安或難以逃脫時，胡桃花精加上白楊花精，可以用來保護自身的能量場。對那些易感與對外在影響高敏感的人，胡桃花精讓我們在自身之內做好準備、站穩雙腳，進入屬於自己的新階段。

摘下面具

有這四種花負面情緒的人，都有著脆弱敏感的的心，因爲有自己在乎的部分，內在是害怕與膽怯的，卻在外表上以僞裝的能量戴起了面具。

1. **龍芽草：戴上了「微笑」的面具**——因爲害怕面對外在的不和諧、衝突，也害怕內在的黑暗面。

2. **矢車菊：戴上了「工具人」的面具**——因爲太渴望得到他人的肯定，所以害怕權威、害怕不被接納。

3. **冬青：戴上了「憤青」的面具**——因爲外表雖然充滿防衛、怒氣沖沖，但底下則是恐懼，害怕不被愛、也害怕被攻擊。

4. **胡桃：戴上「退縮不前」的腳鏈／面具**——因爲害怕還會被舊環境干擾，害怕邁出新步伐的底下，是渴望安全感與保護。

這一群人都有敏感的心思，也容易被外界干擾。（其中有許多的干擾，其實是來自庸人自擾。）活出一個人的生命本質，並不需要別人的依賴和認可。但是多少人落在誤解的陷阱裡不可自拔，帶著沉重的感受過日子，非常不快樂。

敏感的人無須厭惡自己的玻璃心，只需調整自己關注的焦點，回到一個恰當平衡狀態就會好多了。如果發現自己的關注焦點總是放在別人身上、吸收太多別人的情緒，深受影響，就要將注意力拉回到自己身上，關心自己當下的情緒與想法。一旦發現自己處在負面低落的情緒中，就要將注意力轉移，將焦點放在正面能量、正面想法上。

你需要練習一種生活方式，既保有敏銳度，又不因此備感壓力；能理解他人，又不必折磨自己。這才是平衡的眞諦。

五、專注行動的聚光燈

注意力的所在

巴哈花精系列中有幾種花與調整思想有關，無論是滯留過去的思想、飄到未來的思想、狗咬尾巴繞圈圈的思想，神遊到外太空的思想、鬱悶的思想等等，都是過多腦部能量活動。當然這些思想也都與負面的情緒緊密連結，巴哈醫生將它們歸類爲一組「**對現實失去興趣**」。這些過多的腦部活動影響我們精神不集中、思緒渙散、能量耗損後的疲憊……，以致無法專心、無法集中注意力、也無法活在當下。

動力是一切力量的來源。先要有「想要得到」、「目標」、「夢想」等強烈欲望，這些欲望好比燃料，才會產生促使自己積極主動去行動的強大動力。

人生中沒有什麼欲望的人，有些是停滯於自己的安全舒適圈，缺乏積極上進的活力，也有些人是不知道自己要什麼，更有些人是以爲自己只能「想想」，反正內心眞正想要的東西也要不到。

欲望不只是物質上的願望，更重要的是心靈的渴望，那就是每一個靈魂來到世上想要完成的。花點時間與自己獨處，詢問自己願意將生命的熱忱投注於哪裡？那股能量就會推動你前行。

這一組花精的正面功效，就好像是聚光燈一般地照亮我們的內在視野，協助我們釋放虛妄的幻相，從而看清事物的眞相。**好讓我們更集中注意力在當下的狀態，也更能把能量從頭部落實到身體，化作眞實的行動與接地氣的生活**。以下一一介紹這七種花。

白栗花（思考VS靜默）

白栗花的負面狀態就是用腦過度。越是理性思考、努力工作或學習的人，每當心中有事、過度繁忙、壓力大的時候，越是不免整天思緒轉個不停。到了晚上頭腦仍停不下來，就會輾轉反側，無法入睡。

短暫的爲事煩心，屬於人性正常表現。但如果持續擔憂，腦海不斷縈繞著讓自己煩惱糾結的問題，就會表現出注意力不集中，眉頭深鎖，內心不安，整天很累，有頭痛的現象。

如果處在白栗花的負面情緒中，會覺得自己都被頭腦思緒控制了。思緒不停地在腦中喋喋不休，反覆運轉，無法跳脫。這種過度活躍的思緒停不下來，讓人心力交瘁，精神渙散。

處於白栗花的負面狀態時，思想不再是載著主人開往目的地的馬車，而是原地繞圈圈的脫韁馬車。思緒又好像跳針的唱片，一直重複無法叫停。當思想渙散時，會脫離現實世界，別人說話會聽不到，正在做的事會出錯，處在心不在焉的狀態。

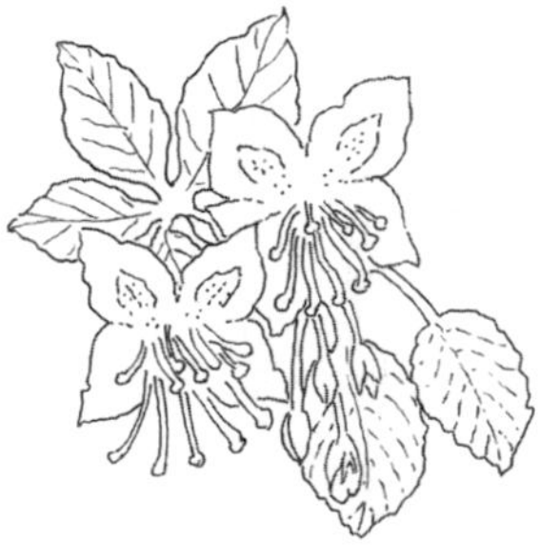

此時旁人安慰他說「別多想了」，通常無濟於事。花精配方也不是僅給予單方白栗花精就能消除這種停不了的思緒。因爲思想與情緒往往是糾結、分不開的。因此，必須要找到與煩惱問題相關的情緒起因，給予其他相關的花精，才能對症下藥。比如一直內疚、自責自己做錯事的思想，使用白栗花之外，還需搭配松樹；極度害怕、緊張的負面想法，必須在白栗花中添加枸酸醬或白楊；不停自怨自哀、委屈不平的思緒中，可能還有楊柳情緒。

思想就是能量，當思想轉個不停，卻沒有解答，其實是虛耗能量，沒有建樹，反而更讓人覺得更疲憊，這是消耗生命、徒勞無益的事啊！白栗花精則能協助腦神經的放鬆，協助我們的頭腦安靜下來、穩定沉著。唯有在冷靜的狀態下，頭腦才能清明運作，做出決定與行動。

白日過多的亢奮與壓力，讓人無法入睡或睡眠品質不好，長期失眠更是一個不可忽視的健康問題。市售的**巴哈夜間助眠花精**是在急救花精的五種花之外添加白栗花，好讓人放鬆頭腦。除此之外，泡澡、運動、深呼吸，將注意力從頭腦活動轉移到身體活動，都是可以讓過度運轉的腦部能量釋放的好方法。

栗樹芽苞（重複vs突破）

栗樹芽苞花精的取材，是來自白栗花樹上尚未開花前的芽苞。兩者來自同一株植物，當然也有其相似性——就是「不斷重複」的特質。如果說白栗花是不斷重複的思

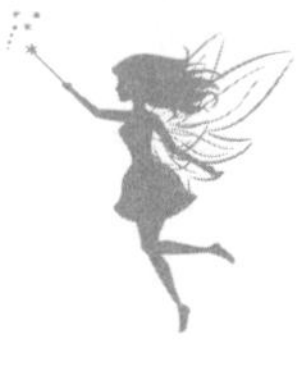

想，栗樹芽苞則是**不斷重複的錯誤**。

栗樹芽苞這一植物的特徵，是一個花苞中包含花、葉、果實，而栗樹芽苞人的狀態也很像這個特徵，想要快速成長，多頭馬車一般不停往外發射新想法、新點子。

栗樹芽苞人的個性總是興趣廣泛，但是虎頭蛇尾，容易被新事物吸引，又很快失去興趣。他們常常重複同樣的錯誤，似乎無法從經驗中學習到教訓或智慧。

栗樹芽苞的負面狀態是注意力不集中，不能專注。常常一心二用，手上同時做幾件事，比如：邊吃飯邊看電視；邊工作邊打電話，往往顧一失二。常給人的印象就是隨興、隨便、拖延、散漫、粗心等等。

人總是要從經驗中學習，但是一再重蹈覆轍，學不會的事，生命就會用棒子教我們。生活中，**有時是小事學不會，老犯同樣錯誤、改不掉壞習慣，這些就成了我們的習氣，也是惰性，阻礙我們成長、成功**。**有時是大事學不會，那麼就會一再重複經歷類似的打擊**。比如說有些人一再經歷感情中的背叛，有些人在人際關係上看不到自己的盲點而被欺負。這些打擊就像是生命的棒子，都是爲了喚醒自己，從經驗中學習，領悟智慧。

栗樹芽苞人的反應慢，需要較多次的重複學習才開竅。這朵花將幫助你培養集中力，一次專心在一件事上，協助看清楚自己的狀態，讓一個人從過去經驗中學習，並獲得物質上、心靈上的進化。

有時舊情緒，舊模式，舊信念，像個自動化迴圈一樣，套牢我們的反應。若是想要有所突破、改變，就要拿出意志力改掉舊習慣、建立新習慣，遠離拖延症，此時可以應用栗樹芽苞花精，搭配胡桃花精，以幫你適應新習慣。

更深一層的來看，一次一次受到傷害，重蹈覆轍，表面上看起來像是笨，才學不會；底層則是因爲愛——無論是偏好、熱愛、上癮，還是我執，都是過度的愛與喜歡，才如此選擇。

愛沒有錯，錯的——或許是愛的方式，或許是愛的對象，又或許是對愛的期望。請先回到自己，重新以愛自己的眼光來看這個世界。**栗樹芽苞讓我們從過去一再重複的那些傷痛經驗中，學會以新的態度去愛，不再跌跌撞撞滿頭包。**

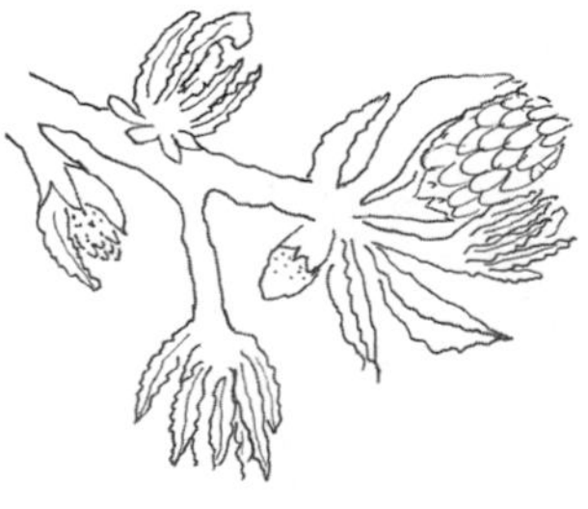

明天再減肥？

無論環肥燕瘦，所有女人都覺得自己至少需要再減兩公斤。「瘦身」似乎是每一個女性一生的議題。很多女性都有「我需要減肥」的意念（心態上就是不滿意自己身材），但在美食當前時又容易被吸引，因此改口說「明天再減肥」的不在少數，就算有毅力執行，可能兩三天又破功、失敗了。

減肥，是一種意志力與身體的內在對抗，在控制飲食這件事上，也會「越壓抑，越反彈」。要去除「減肥」的負面意圖，倒不如讓自己把「健康規律的飲食方式」當作目標，養成新習慣，才是正向意念。

栗樹芽苞花精幫助我們不再重蹈覆轍，野生酸蘋果花精讓我們接納自己的身材，櫻桃李花精能安穩我們不致因太餓而衝動大吃破功，胡桃花精陪伴我們適應新的清淡飲食習慣。以上僅供想瘦身者們參考。

鐵線蓮（冷漠VS溫柔）

鐵線蓮人的頭腦中總是充滿想像力、夢想。他們的思想容易飄到未來，在幻想世界裡，他們可以悠遊自在、過得多采多姿，但是一旦回到現實，就失去了行動力，與現實脫節。

他們的思想容易天馬行空，做白日夢、放空、恍神、胡思亂想、神遊到外太空……，但在現實生活裡，卻顯得懶洋洋、記性差、愛睡覺、宅在家，對外在世界心不在焉，看似冷漠。其實他們不是冷酷無情、不愛交際，只是他們的**能量不用在外在世界，都聚焦在腦中的想像世界**了。

有夢想是一件多麼美好的事，想像力也是孩子們展現創意的天賦。很多成年人就是被現實磨去了鬥志，沒有想像力，也失去做夢的能力。**鐵線蓮性格的人，只要將總是待在腦中想像的能量，分一半落實到執行力上，他們就會是出色的藝術家、創作家、設計家，甚至是發明家**。

如果沒有平衡發展，鐵線蓮人就落入負面的狀態——活在幻

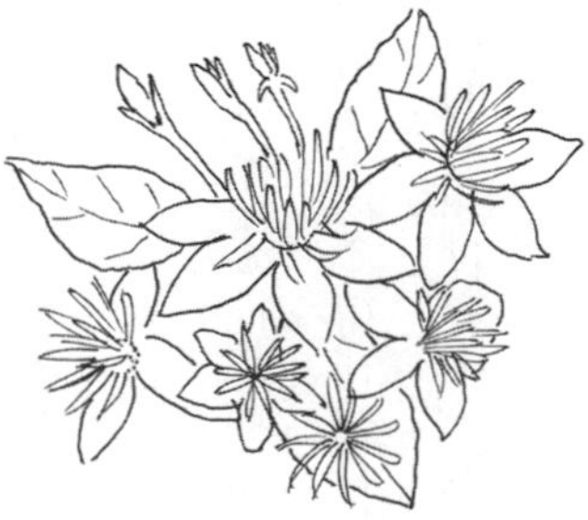

想中、不在現實裡。昏沉、恍神、總是出錯、發生小意外、不在當下、無法腳踏實地、缺乏人際關係、學習落後，以上都是鐵線蓮性格常有的狀態。

有部分人陷入鐵線蓮負面情緒，是爲了逃避現實中不愉快、不美好的事，而那些事可能也是自己無法眞正躲掉的，比如說不和諧的原生家庭、不愛讀書又不得不待在教育體制中。**爲了視而不見，甚至遺忘那些「惡夢」，他們只有躲到自己的幻想世界中，做自己的「美夢」**。

由於頭腦總是飄在雲端，身體待在現實，鐵線蓮人經常處於一種「人在心不在」的狀態，一不留神的話，容易出小意外。另外可能會有一些像是循環系統差、手腳冰冷、臉色蒼白，無神的大眼睛等等特徵。

鐵線蓮花精最主要的功效就是將能量往下錨定，接地氣。**幫助聚集注意力、專注力，也啓動行動力與執行力**。對於心不在焉，無法專注學習的年輕學生，能改善不能專心的狀態。

有些人使用過鐵線蓮花精後，會說讓人看待現實生活的眼光會變得清晰，好像過去不曾看清楚一樣。對於一些原本忽略的人事物，原本沒有花心思去聆聽的，也被你注意到了，因此你的人際關係，會增加許多參與感與互動。

經由鐵線蓮花精的作用，這些好似活在夢想中、仙氣飄飄的人們，不再覺得自己不屬於人間，終於感受到自己能腳踏實地的生活了。

忍冬（懷舊 vs 當下）

如果說鐵線蓮總是活在未來，那麼忍冬就總是活在過去，他們就像是乘坐時光機，滯留在過去某一段時光的回憶中，回不到現實。

回憶很美，讓人回味無窮。多年未見的老友，每到同學會，大家一起話說當年，永遠都是充滿笑聲、充滿美好記憶，有時候大家都集體回到了青春年少，但是聚會結束，我們會知道自己又返回到現在。

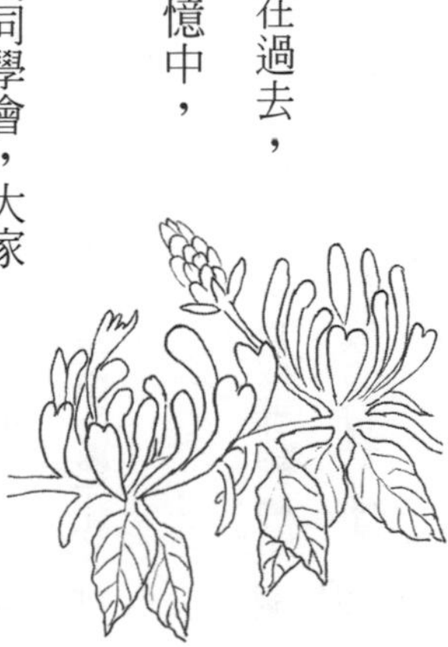

忍冬人的負面狀態似乎不只是「偶爾回味」，而是思緒沉溺在當年中，走不出來。

或許他們執著於過去的習慣，或許他們流連於過往的美好，但是他們的心都卡在過去，對現實反而興趣缺缺。

這種狀態常常發生於一些人生轉換期。比如，孩子長大離家的空巢期、健康不如從前的更年期，被迫退休後的空窗期，失去親人的傷痛期等等。如果心理做好準備，這些都是生命之流的必然，我們需要面對並度過這些期間。

但是對於那些覺得「現實不如己意」，不願接受、無法調適的忍冬人，就會反過來執著於過往的美好，不斷地「想當年」……當然，這跟一個人願意接受生活的變化、挑戰，還是依賴熟悉的安全模式有關。

願意接受變化的人，適應力強、敢冒險，對於預期外的生命變化，也能在短暫不適應之後調適過來。但是對於只想待在安全、舒適圈的人，任何變化都難以適應，即使這在意料之中。

比如孩子早已長大，或是父母早已年老，都是清楚的現實，但是面對分離，還是不能接受，一再地想躲回往日情境中。不用說，當遇到生命中的意外、轉彎、突然變故時，忍冬人更會覺得備受打擊。

每一個現在，晃眼都會成爲過去。拿現在跟過去做比較，是不必要也徒勞無功的事。

過去已經過去，我們必須置身在今天此時，只要我們把握現在，享受當下，這一刻就值得了，不需要再對過去感到遺憾。忍冬花精提醒我們聚焦在此時此地（here and now）。

斷捨離

忍冬人喜歡聽老歌，看老照片，捨不得丟任何舊東西、老紀念品。懷舊——沒有不好，但是他們心中願望是維持舊習慣、舊模式，一路到底，不要改變。這似乎是與不斷前進的生命之流對抗，所以忍冬的負面情緒會出現身心分裂、恍神、脫離現實，生命能量被卡住，久久走不出來。

如果可以，先從外在上做一些改變也能協助內在的斷捨離。比如：換髮型、旅行、清理舊物、重新布置、重新裝潢、搬家等等。

芥茉（憂鬱 vs 快樂）

你有沒有過這樣的情形？一早起來，沒有什麼事發生，但是心情像被一片烏雲籠罩，失去了陽光，怎樣也喜悅不起來。當然，天氣會影響人的心情，以上這樣的狀態，格外容易發生在陰霾、低氣壓的早上。但也不一定，有時就是一種突如其來，沒有理由的憂鬱湧上心頭。

活潑的孩童們也時不時會有一些低落情緒日——鬧彆扭、愛哭、不開心、不想吃東西。發育中的青少年、經期前的女性都會如此。還有就是季節轉換之際，尤其是感覺日落突然提早的秋天、陰雨綿綿的雨季。

爲什麼從小孩到大人都可能有這偶發的沮喪、抑鬱？可能跟內分泌系統有關、跟天氣有關、跟個人行星運行有關……但無論如何，短暫的低落心情，像潮起潮落，總會自然消退。大部分的人只要這情緒不影響生活，就會自己轉移目標，找點樂趣打發，或是以意志力撐過去，繼續工作，並不受擾。

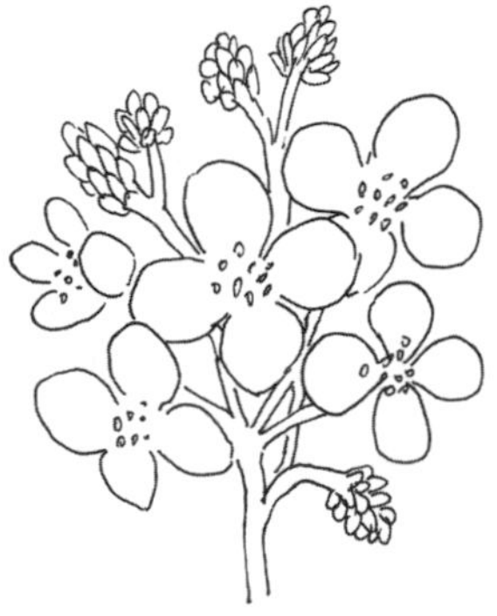

一旦認識了芥茉花精，知道它的功效，你會驚訝，只需要啜飲一杯花精水，放慢下來，就能讓自己短暫的憂鬱情緒退潮，它是幫助短期情緒轉化很有效的一款花精。

不過，要留意的是週期性的憂鬱，如果發生的頻率逐步增加，容易演變爲憂鬱症。週期性的情緒跌宕，可以說是潛伏性憂鬱症的前兆。有時一切都好好的，也找不出壞情緒的起因，憂鬱來臨時，就像是忽然之間天氣變了、太陽不見了，心情蒙上了一層陰影，看不到光亮。如果這個不速之客時不時來訪，那麼個人的心情、生活都會備受干擾。

芥茉典型的負面情緒就是提不起興致。悲傷、缺乏動力、不適感、空虛感，無法從內心找到力量。嚴重沮喪時，抑鬱湧上，哭泣、莫名的難過，身體上也會缺乏食欲，頭疼、嗜睡或是失眠。

短暫的憂鬱，芥茉花精非常有效，但是週期性的憂鬱反覆發生，必須尋找起因，覺察其他底層的情緒，讓芥茉花精與其他相關花精調配成複方，才能確實轉化情緒，轉變心境。

現代社會步調快速而忙碌，太多時候人們習慣壓抑情緒，拿出理智和意志力撐過一天又一天，因此會忽略了自己那些冒出芽的負面情緒，也忽略了一些身體上的改變，比如吃不下、便祕、睡不好、沒精打彩等等。

醫院常用的憂鬱症評量表是問最近「兩週」的情緒狀態。但事實上，很多人跌落到憂鬱或沮喪的狀態是持續超過「兩個月」以上，而沒有求治。憂鬱是一種不可輕忽的情緒，如果對自己或家人的心情保持覺知，可以在早期階段，找方法遠離陰霾，發掘生命的樂趣，調整回到平衡。

遇到晦暗、溼冷天氣時，人們習慣躲在家中，懶洋洋、沒精神。相較之下，陽光普照、晴空萬里的好天氣時，人們自然比較有活力、笑容較多，更有動力從事戶外活動或運動。一日之中，有白晝與夜晚之分，人們活動力的高低，思緒、情緒的起伏，也因晝夜能量不同而有些許差異。

因爲陽光就是生命力的泉源、是動力的能量場。地球上，**所有的生物都需要陽光的能量**。**身體虛弱時，要多曬太陽；心情不好時，也要多曬太陽**。當然，黃澄澄的芥茉花，也像太陽一般，這朵花的正面能量可以帶給生命溫暖、喜悅與活力，一掃心情上的陰霾與低氣壓。

野玫瑰（懶惰VS回應）

和沮喪憂鬱不同，野玫瑰的負面情緒特徵是認命、消沉、隨波逐流。野玫瑰人也失去了生命力，失去了希望，但他們不抗爭，沒有要急於找尋出路，也不算跌宕到情緒的谷底，他們只是有點自暴自棄、消極、混日子。外人看著，會批評他們懶惰、萎靡不振，甚至行屍走肉。

其實，野玫瑰人是對生命豎了白旗，聽天由命，默默忍受。外在假裝麻木不仁，內心失去意願，沒有很強的做事動機，發生任何事，只想以逆來順受或無動於衷的方式靜靜地接受。外表上，他們顯得蒼白、行動緩慢、眼光呆滯，不會興奮也不會生氣。

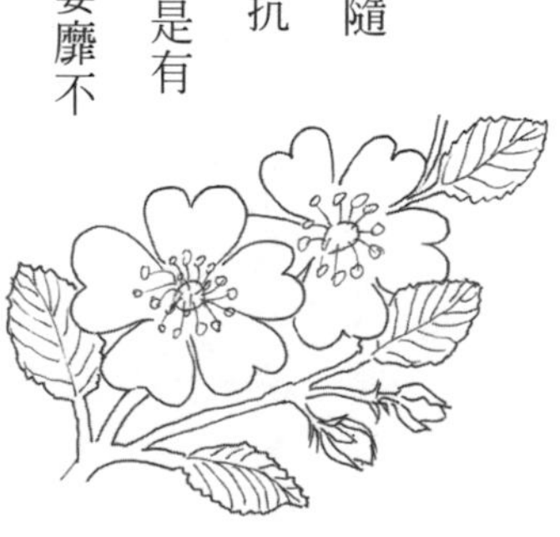

野玫瑰雖然沒有積極抗爭什麼，但是他們其實就是**用消極的態度對抗整個世界**。冷漠、隨便、敷衍的人生態度，正表達了他們在放棄生命、放棄自己。

他們心想：即然無法解決痛苦，就讓自己習慣這些痛苦到麻木的地步吧。

野玫瑰花精協助這些因放棄希望轉而認命的人，重新點燃對生命的熱情或野心。讓他們相信改變的力量就掌握在自己手上。野玫瑰花精的效用讓使用者有一種甦醒的感覺，重新找回生命的活力和欲望。

「活動」這兩個字就在描述生命的能量，生命就是一股進展的、「活的」、「動的」能量流。就算每一個人都有不可逆的命運，但也有老天賜予的「自由意志」。活著，絕對不該是死氣沉沉、聽天由命的消極、冷漠。

每一個人都有自己的生命之火，它是我們的驅策力，它讓我們充滿熱忱的去做每一件事，也享受生命中的希望和樂趣。**如果將生命比喻爲一節木頭，與其漸漸腐朽，倒不如熊熊燃燒！**

局部放棄，也是放棄

有時候，野玫瑰情緒的人放棄的是一小部分的生命，一小部分的自己，以致當事人和旁人都未能覺察。野玫瑰人並不一定是性格上全面呈現自暴自棄。

比如說，一個女人歷經感情失敗，又覺得自己年紀大了，在婚姻市場上失去價值，就自我放棄，對男性無視，自命為不婚主義者，不再動心。

又比如，一個患有慢性病多年的人，會自嘲地說：「我和我的疾病和平共處」，這態度並不一定是接納，他不積極尋求改善，反而可能是厭倦尋醫之後，不再報以希望的無動於衷。

他們可能在其他方面表現得正常、積極，不過這種「局部放棄」的情緒也是需要被覺察、被療癒的。

橄欖（疲憊vs休息）

橄欖的負面狀態是屬於一種能量耗竭、身心俱疲的情緒。讀到此，你會說：「累，也算一種情緒？」一般人以爲疲累是身體的事，通常就以身體的方式解決，但是短暫的休息之後，繼續過度操勞，疲累感就又會再度來襲。久而久之，**「疲憊」成了長期情**

緒，它提醒我們需要傾聽內在的指示，認知身體的需求。

橄欖的疲累是真正的身、心筋疲力盡。處於這樣的狀態，可能是因爲長期工作過勞、因爲不眠不休的學習壓力、因爲重病後的體力虛弱，也可能是因爲與人長期衝突的心理抗爭。相比之下，鵝耳櫪的疲憊較屬於短期，也較屬於心理因素。

負面的橄欖人把身體當做工具，意志力是那無情鞭策身體的主人。無論身體是否已經發出求救聲，主人關心的是理想、目標與對象，忘了自己能付出、供應的能量是有限度的。一味地將能量灌注到外在目標上，沒有發現自己需要補充能量。身體因被過度驅使而當機了。這時呈現在外表的是——肩膀垮下、聲音微弱、臉色蒼白、無食欲、無表情的一種虛脫感。

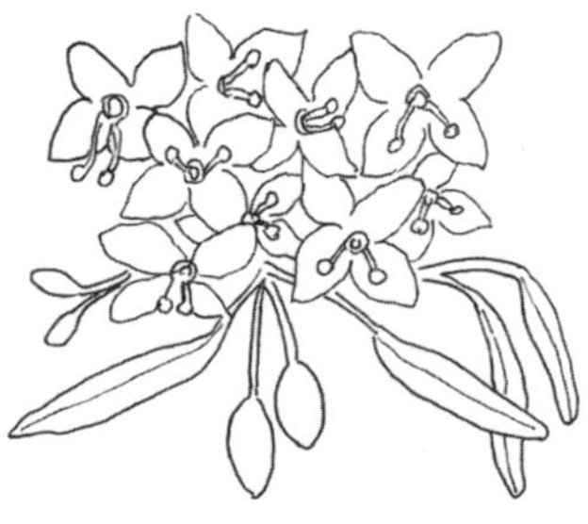

想想看許多勤勞拚命的上班族、孜孜矻矻的學子，是不是這麼看待身體的？日復一日，硬撐著疲憊的身體做這做那，頂多用咖啡、茶飲、零食來幫忙提神，保持戰鬥力。每到放假日，還忙著與家人朋友旅遊放風、吃喝玩樂、熬夜看電視、滑手機，以爲是一種彌補自己的方式。其實，**這些刺激品與刺激的生活只有徒添身體負擔，讓身**

心更疲憊。真正的放鬆與休息才是身體需要的。

橄欖花精讓人回到當下，傾聽身體的求救聲，放鬆自己的意志力，不要逞強，好好休息，才是當務之急。這個花精帶來活力、復甦，提供身心需要的能量充電。長期的疾病造成體力虛弱，橄欖花精也協助回復病人的元氣。

在關係中，長期付出，扮演照顧者的角色，也往往過度給出自己的能量而筋疲力竭。因此，照顧者、療癒師，要保持覺知，瞭解自己是否過度付出？一旦感到能量耗損時，記得停下腳步爲自己補充能量，是善待自己的第一步。

橄欖花精作用不僅僅止於讓你好好睡一覺，補充體力。當橄欖花精與其他相關花精形成複方時，**會幫助調整某一部分的「過度使用」**。很多時候我們感到失望、灰心、不如意時，也會以「我累了」來形容，這一句話不只是一個概括表達，可以趁機好好檢驗「哪裡累了？」，等於挖掘自己在哪個方面使力過度？

舉例：太過追求速度、效率、期限的人，橄欖加鳳仙花是一個不錯的選擇。太過扛責任，凡事一把抓，每件事都盡心盡力，覺得捨我其誰的人，可能需要橄欖加橡樹。複方花精的好處是在恢復能量後，也會覺知自己需要調整的步調。

活在當下

「當下」已經是個普遍常用的詞語。但是「當下」不是只有「現在這一刻」的時間意義。**它是一種「在」的體驗**。記得小時候學校要我們上課專心的方式，提出「讀書五到」——眼到、耳到、口到、手到、心到，就是指自己身、心各部分「都到場」的「臨在感」。

這一組花精想要協助那些身心沒有「全在」的人，**部分的自己飄走或逃走，就不是「全在」**了。而最常飄走的就是「思想」，躲到一個小世界，或許在未來，或許在過去。只要不在當下，就不能享受此刻，不能面對現實、不能將注意力集中。**這些「不在當下」的情緒共通點是不接受現在，所以用逃離的能量築起一座自己不在場的空城**。

一種人躲到腦海中，另築一個小世界：

1. **鐵線蓮：**思想待在未來。
2. **忍冬：**思想待在過去。
3. **白栗花：**思想待在那個卡關處，繞不出來。

4. 栗樹芽苞：思想快又多，但像煙火般短暫且放射狀。

另一種人則是部分的身、心、靈不在了：

5. 橄欖：身心疲累到當機。

6. 芥茉：心被烏雲遮蔽。

7. 野玫瑰：心打烊了，靈魂也不在。

這一組花精，**主要是喚醒、並擦亮我們的心靈之眼**（使用後有時也眞的會感覺視力變清晰），讓我們聚焦、集中、有腳踏實地感，清晰地知道自己在做什麼。「過去」提供我們學習經驗；「未來」提供我們實踐夢想，而連結兩者的就是「此時此地」。把握每一個「現在」，就是爲「未來」打下基礎，不讓「過去」留有遺憾。

專注力，就是凝聚全部的自己「在」此時此地。惟有人在、心在、靈在、現在，等於活著在。專注地享受當下，做好當下的事，就是認眞精采地活著！

六、孤單寂寞的陪伴者

「孤單」、「寂寞」、「獨自」，這幾個詞看起來相似，但還是有些差異可以探討。

你體會「孤單」的時候，會覺得偌大的世界只有自己一個人。你可能會有落單的感覺，也可能覺得有一種獨立感。它是一個中性稍爲偏負面的感受。

你覺得「寂寞」的時候，會想到怎麼沒有人陪在自己的身邊。你以爲你是被忽略、被遺忘、被孤立的那一個，沒人理你，也沒有人愛你。

你享受「獨自」的時候，就是你和你自己在一起，你發現自由與自在，甚至心生喜悅，一個人的確可以有獨處的樂趣。

在這三者之間，「寂寞」就顯得比較負面，其實只是因爲「一個人很悲哀」的「想法」，讓你以爲離群就一定落寞。如果仔細思量，難道身旁有人的時候就不感到寂寞了嗎？例如：在熙來人往繁華的異鄉街頭，身處於一群陌生人之間；或是參加一場商業社交派對，充滿交際的尷尬與應酬；甚至有時連最親愛的家人，都可能在晚餐桌上低頭滑手機，不跟你交流，更別說抬頭看你一眼。

很顯然，內心感受到「寂寞」的情緒，與實際上是不是「獨自」一人，有相當大的差別。社會學家琳恩．史密斯樂文（Lynn Smith-Lovin）進行的一項研究發現：現代人認爲自己擁有的摯友人數，從三人減少到了兩人。我們可能有數百名臉書好友，眞正的至交卻在遞減。更驚訝的或許是，每十個人中就有一人表示自己沒有任何親密的友誼。

人與人之間的疏離

其實，每一個生命來到人世，是一人獨自前來，離世時，也是一人孤單的走。**眞正讓人擔心的不是自己的「寂寞」，而是與人的「疏離」**。

網路發達的世代，「宅」變成一個時髦的字眼。宅男、宅女，指的是足不出戶的頹廢男女？厭世男女？還是 soho 族？網購族？自媒體族？都有可能。越來越多的現代人習慣待在自己的小空間裡，不露面地與世界交流。

稱呼自己「宅」的人，未必孤單，也可能極其忙碌呢！有的「宅」人，或許不與人交流，但網上潛水，默默吸取資訊，默默自得其樂，也不算與世界脫節。

工作可以靠網路聯繫、生產、交易。飲食生活也可以靠網購、快遞、宅配、退貨。

社交群組更是現代人們不可或缺的人際關係與交往方式。更嚴重的，現代家庭成員早已把所有過往的晨昏定省、互相問候、行程交代都改爲了網路溝通。**手指敲鍵的功能似乎大過了嘴巴的表達或眼睛的凝望。人和人之間的網絡擴張得很快，人和人之間的溫度是否因此而遞減呢**？

尤其是二〇二〇年 covid-19 疫情讓全世界亂了方寸，各國政府只有採取隔離，防範傳染。連西方世界也從人人抗拒，漸漸開始不再擁抱、握手，到不得不戴起口罩，遠距工作、上課、網購，逐漸習以爲常。所有忙碌的現代人都被迫減少熱鬧的活動、面對面的交流，都得學習適應獨處與安靜。

人們在大量「宅在家」的生活中，可能慢慢適應了「孤單」，不過是否享受「獨自」？是否自怨自艾喊「寂寞」？這是因人而異。

單獨的美好

奥修禪卡中一張牌「單獨」這麼說：「孤單是別人的不在，單獨是自己的在。單獨可以是非常正向的，它是一個『在』。」

如果你目前正面臨這樣的情況，要注意你選擇怎樣的方式來看待你的「單獨」，然後對所做的決定負責。

巴哈醫生將石楠、鳳仙、水堇列入寂寞孤單的情緒分類。然而，這三種花對「寂寞」、「孤單」、「獨自」的看法也頗不一樣。有了上述議題的探討，再往下閱讀時，可以更明瞭哪一種花較爲符合你現在的狀況，能陪伴你轉爲平衡，適度地與人連結。

當然，感受寂寞或孤單情緒的不只這三種花。舉例：龍芽草的夜晚，總是深受無法面對自己的獨處之苦。他們往往開著電視入睡，或通宵沉迷於網路世界，度過一個又一個失眠的夜。

西洋栗的孤獨，未必是從人群抽離，但是他們遭遇的困境挑戰，帶來的內心痛苦，猶如掉到黑暗的深淵。心靈上，他們感覺自己在孤軍奮鬥，求助無門，甚至有時會吶喊是否連神都遺棄了他？

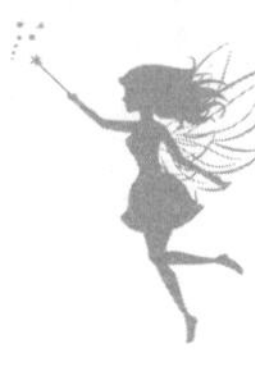

石楠（喧囂vs寧靜）

石楠性情的人，就是所謂的「話匣子」，一開了口就可能關不上嘴。石楠人看似聒噪多話，然而心中其實有很深的寂寞，認爲沒人要理他，反而一逮著機會就向人不停的訴說。

他們唯一有興趣的話題是自己，從自身最瑣碎的事件，聊到個人的病痛、心情、生活、周邊的每一件事。講話的時候，喜歡以連接詞「然後」、「而且」接續下一個毫不相關的話題，從來沒有句點。與人聊天時，喜歡有肢體碰觸，或靠近對方，希望對方將注意力全然放在自己身上。他們心裡、眼裡只有自己，沒有對方。

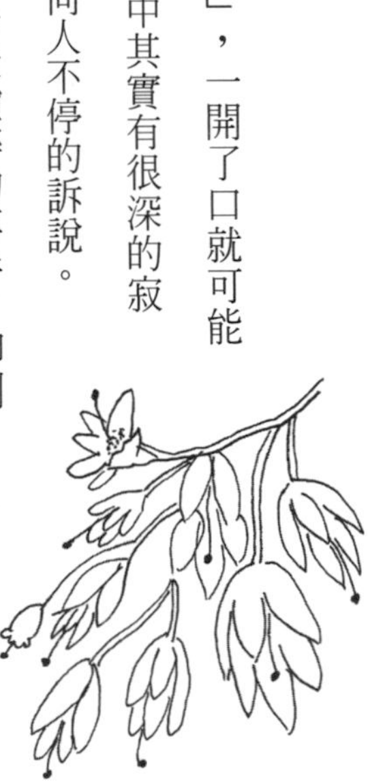

他們對自己以外的人事物都不感興趣，只對自己關心的事有興趣。但又急切渴望他人的關心、同情或注意力。有時會以譁眾取寵的行爲、誇張八卦的說詞，奇裝異服的裝扮等手段來吸引目光，是聚會中最喜歡「刷存在感」的人。

這背後的情緒是強烈的寂寞感。他們只要有機會，都會想要有個對象聊天。無論是電梯裡、公園裡、醫院等候看診時，隨時都會找個身旁的陌生人或點頭之交的對象講講話。

在與人溝通的過程中，「說」是他感興趣的全部。聊天時，有時是小題大作，有時言過其實，總覺得自己可憐，關注自己病痛，希望引起注意。但他獨自訴說不停，從不傾聽或關心對方。即使訴苦，他也只在乎「說」，不在乎得到安慰或得到建議，別人的回應聽不進去，如耳邊風掃過，甚至不讓人插話。

石楠情緒的人害怕獨處，但並不算自憐。他們誇大自己的遭遇，他們是能量上的吸塵器，不自覺地吸取他人的能量，賴以生存。有時跟石楠人聊天（其實是聽他聊天）回家後會覺得精力耗竭，就是這個緣故。如果你是龍芽草、矢車菊或枸酸醬，這種虛脫的感覺尤其明顯。

他們忘記了與人交往、交流都需雙向的流動。只說不聽的石楠人，如果自私、自我中心過了頭，就是失衡的表現。任何聽他說話的對象再有耐心，最後也會想逃。

石楠人感覺到的孤單，其實是一項很好的提醒，**提醒你要與自己連結**。**你眞正要聆聽的是自己的內在**。眞正等著要跟你交朋友的，也是自己的內在。你渴望別人將注意力放在你身上，正表示你的內在小孩渴望得到你自己的注意力。

持續使用石楠花精，可以讓想以話語宣泄情緒的人寧靜下來，但它並不是讓你沉默無語。唯有適切的表達，才是有效的溝通。最充實的交流是雙方都有說有應，彼此互動，也都得到對方的支持。石楠花精不只讓我們能與人愉悅的互動，更能讓我們享受自在獨處時的安靜，「寧靜而不孤獨」，我們才能在自身以外發現周遭的美。

喝咖啡，聊是非

朋友們相聚喜歡挑一個舒服的地方約喝咖啡，可以嘰嘰喳喳，談心事、聊是非。覺察一下，每一次赴約時，你是有話要說？還是帶了傾聽的耳朵？當朋友抱怨時，你是聽聽就好？還是與他同調，忙著給出友情的支持？

如果你總是專心聆聽、給予安慰，回家卻好累的你，可能需要在你的飲料中加一點**矢車菊**或**胡桃花精**，恢復你耗損的能量，也學習建立自己的邊界，不那麼容易被影響。

如果你總是自己的話題講個沒完；又或者別人沒說兩句，你就忙著說：「我也是、我才是」，然後又將注意力搶回到自己身上。若是這樣，不妨在咖啡中加入**石楠花精**，讓自己安靜下來，也關注一下有話要說的朋友們。因為友誼是互相支持，不是一味索取。

如果你聚會中全程帶著微笑，隨和且語帶幽默，但絕口不提自己近況，回家卻覺得寂寞、無人懂你，要不要嘗試一下**龍芽草花精**？你內在的不安也需要有人支持、分憂。下次不要參加人數過多的群聚哈拉，你應該練習的是，先從覺得能帶給你足夠安全感的朋友，練習一對一的親密聊天，吐露心事，放鬆壓力。

中西文化差異

從花精的各種英文書籍中，我觀察到石楠情緒的人在三十八種花中，算是數一數二不受歡迎的角色，幾乎沒有西方人喜歡石楠的負面情緒，也會直接表達討厭，並選擇逃之夭夭。

或許西方人更注重個人的邊界，所以自己的時間、精力，不想奉送給自私又冗長的嘮叨者；也或許他們的自我主義色彩都頗強烈，不允許一人獨大猛刷存在感，總不免要找個藉口脫身，不願自討苦吃。

但亞洲人的文化，更在乎為人著想、倫理觀念、以和為貴等傳統思想。所以人們的身邊有石楠個性或情緒的家人、朋友、同事、長官也不少。而最不敢不陪伴、不敢不聽從、不敢不安慰的，就屬於枸酸醬、矢車菊、松樹等能量較弱的子女、朋友、屬下等權力、地位不夠高的角色。

這些陪伴者總會說沒辦法脫身，有可能心裡也還會同情、憐憫石楠者的處境，才願意如此花時間陪伴，但最終並不能改善，反而只會耗損自己的能量。

鳳仙花（急躁vs寬恕）

鳳仙花是巴哈醫生發現的第一朵花，據說巴哈醫生自己也有鳳仙花個性，是個急性子。急性子的人有很多優點，一般人稱讚他們有效率、有行動力、頭腦轉得快，能夠今日事今日畢等等。

急性子的人最大缺點也是因爲「急」！容易表現出沒耐心、不耐煩、顯得焦躁、輕易就被激怒。對於合作對象的「慢」，特別不耐煩、不體諒，寧可自己一人逛街、一人完成任務，不喜歡在團隊中需要配合、等待他人的合作關係。

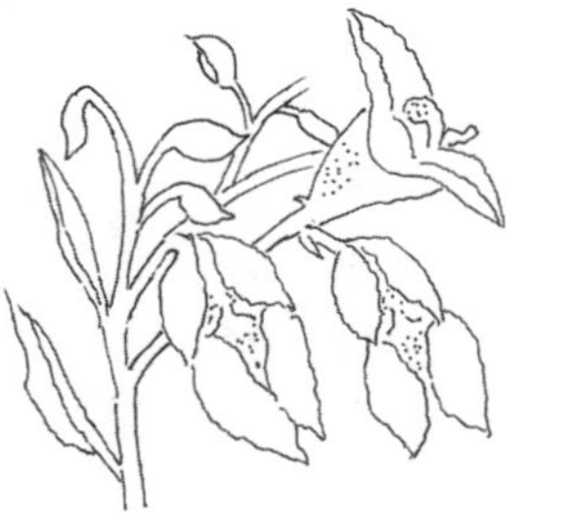

鳳仙花個性的人，就像是身體裡有一個鬧鐘催促著什麼似的，總是背著時間壓力，每件事都想要快快完成，想要快點到達、想要跳過所有步驟或過程。問他急什麼，他

可能會不承認，或不自覺自己的焦躁，但不耐煩早已經表露出來。

當然，現代人生活都壓力大，一天中要面對、處理的人事物非常多，以至於我們凡事都不能從容應對、優雅享受。我們多少都經歷過鳳仙花負面狀態的短暫情緒。有時只是一時的壓力，尤其是有時間期限要完成的事，焦急、不耐煩、催促感都冒出來了。連孩子面臨考試，尚未複習完畢、做完功課，上課快要遲到等等，也屬於這類。

在高壓下，人是神經緊張、肌肉緊繃的。急躁會帶來沮喪或失敗感，也容易在身體方面造成影響：頭疼、背痛、神經質的腸胃毛病、血壓高，甚至求快心切，急躁容易導致發生小意外。情緒上除了不耐煩，也會因爲急躁而生氣、衝動、被激怒。生病時更容易想發脾氣，想吃快速的特效藥，希望快點康復。

鳳仙花精會使我們慢下來，有耐心，並且體諒行動速度不夠快、腦筋不夠靈活的身邊人。**鳳仙花教會我們欣賞過程，而不以抵達目的地作爲唯一的目標。**

耐心之下，體驗從容的生活，身體與精神都會放鬆下來。曾經錯過的風景，唯有在慢下來後，才能感受得到，也才能領略細節之美。鳳仙花人本就聰明，在耐心中，更能培養出智慧。

急性子也有拖延症

我自己是牡羊座，也是典型鳳仙花性格，一向以做事有效率為榮。但是在急躁、搶時間的特點中，我發現了一件事——生命中的優先順序，並不是以「急」的程度來排序。

急的事未必是重要的事，為了完成急的事，我們可能耽誤了生命中重要的事，讓每一天都在趕截止期限、臨時突發事件、當日瑣碎小事中度過了。而那些需要我們好好內觀、靜靜思索的重要事，就這樣被拋到腦後，顧不上了。

想一想，在匆忙急躁之中，還有什麼被你拖延了？耽誤了？忽略了？

水菫（悲傷vs快樂）

水菫的個性偏向與世無爭、自掃門前雪。他們不干涉別人，也不喜歡被干涉，無論入世或出世，總有一點孤立，內心似乎築起與他人之間的一道藩籬。

他們非常聰明而卓越，帶著一種優越感，容易被人誤會爲傲慢、冷漠、無法親近。但實際上他們只是有點鶴立雞群，獨立自主，追求完美，也自豪自己的優秀，稍微有點小驕傲。

水菫這種植物也有潔身自愛的特質，但跟出汙泥而不染的蓮花不一樣，它是一種非常挑剔，需要有非常潔淨的水源才能生長的花，因此現在越來越絕跡了。

雖說水菫個性的人很能享受獨處，自得其樂，甚至寧可離群索居。即使遇到困難或生病，他們都習慣獨自承受。不順利時，喜歡自己躲起來獨自悲傷。不夠隨和外向，還主動避開熱鬧和外向的人。水菫人願意幫助他人，只是不太願意接受他人幫助，難以啓齒自己的寂寞。

但誰的內心不渴求愛呢？**水菫的內心有著不被人瞭解的悲傷**。一旦高傲、冷漠、剛強的負面情緒堆積過多，會在身體上形成僵硬、緊繃、頸椎疼痛等等。

如果以悲傷築起一道牆圍繞著自己，那也就將歡樂屏除在外了。**那份「孤立感」似乎是自己追求的，但是外人感受上，就成了一份「距離感」**。

美國楊百翰大學之前對二百一十八個案例進行研究，觀察社會孤立（social isolation）和孤獨對人造成的影響。結果發現，孤獨感造成的早死風險，比肥胖、抽菸還高。心理學教授霍特蘭斯德（Julianne Holt-Lunstad）表示，**與其他人進行社會互動是人類的基本需求，這對幸福、生存都很重要**。

水堇花精會融解與他人之間的那道距離感，讓水堇人走出自己的小天地，樂於與人合作，也樂於爲人服務，培養出讓人樂於親近的氣質。水堇花精幫助我們重新連結這個世界。

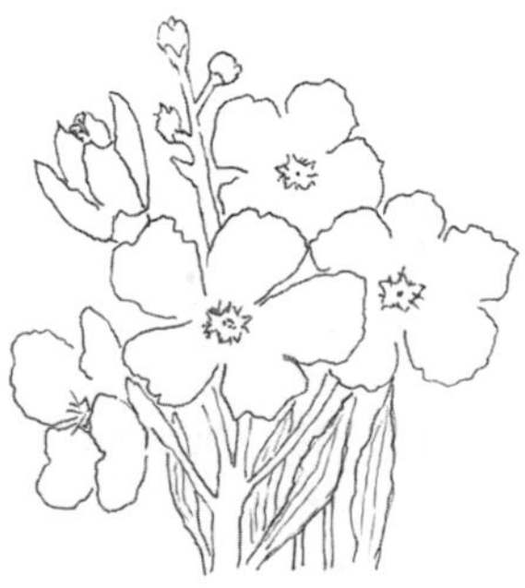

都教授

多年前一部大為轟動的韓劇《來自星星的你》，劇中男主角是個外星人，獨自滯留在地球上四百年。故事的主軸當然是浪漫的愛情戲，但是我卻一直很想請這位帥氣挺拔的都教授為水堇花精當代言人。

當年他初來乍到地球，也有一顆善良助人的心，以優越的神通力想要協助地球人，但後來發現，某些幫助反而得到負面效果，他只能退而求其次，明哲保身。看盡人世滄桑四百年後，他成了孤立性格的都教授。

這些點點滴滴似乎說明了水堇人往往並非天生疏離，而是事出有因。這極性的兩端要漸漸靠攏平衡，有時使用水堇花精之外，也還需要其他的花精解藥呢。

劇情設計了他無法與地球人交換唾液，只能單獨吃飯，每十年還需要更換一次身份，以免他永遠青春的臉露出馬腳，可以說這位靈魂超越一般地球人的外星人，也深受著疏離感帶來的寂寞。直到遇上無厘頭女主角，感受到人與人交流的溫度與愛。最後那顆一直嚮往返回天家的心，終於在人間的愛中落腳。

水堇花精——好似女主角千頌伊那樣，能提升一種溫度與愛的流動，融化封閉、孤立的心，讓人敞開心霏，與外界交流。

獨處與連結

無論是水堇獨立挺直的背影；鳳仙花超速前進的背影；還是石楠落寞孤單的背影，背影總是一道寂寞的牆……

1. **石楠**：寂寞，是因爲「眼裡只有自己的世界」。
2. **鳳仙花**：孤單，是一種「你不懂我的急」的孤軍奮鬥。
3. **水堇**：獨處，是「不與爭鋒，笑看天下」的獨自高傲。

這一組花精要教會我們，宇宙間萬事萬物都是連接的。不要自己拉開了與人的距離，到後來才覺得孤單、寂寞。

人類是群居的動物，人際互動的鏡像中，我們投射出自己的樣子。難怪人家說，在愛情裡，你不一定是愛上了對方，可能是愛上了跟對方在一起時的自己。長期的孤單也罷，獨處也罷，會讓我們失去了定義自己的鏡子，也失去了喜怒哀樂的情緒體驗，漸漸形成生理、心理健康的慢性殺手。

當你覺得被孤立、好寂寞時，也要想一下是什麼讓我們與人們疏離？交流、關係都是互動的，**我們先傾聽，必定會有被傾聽的機會**（石楠）；**我們先付出服務、慈悲與愛，必定會收到愛與感激的回報**（水堇）；**我們對慢的人耐心陪伴，慢的人也提醒我們不疾不徐的正能量**（鳳仙花）。

想要與人連結，請記住，你所給予的即是你所獲得的。如果能夠從自私進步到無私；從利己修正到利他；從自掃門前雪，轉而爲他人雪中送炭，那麼，無論你是單獨的「在」，或是與他人同「在」，都會是喜悅的。

一旦你能體會萬事萬物都是連接的，你會延伸到自己與動、植物的關係，自己與土地、地球的關係，自己與神、造物主的關係。無形中，你就會產生歸屬感、被保護感與連結感。尤其是當你與自己的較高意識連結，你更能明白，你從未孤單過，在最高的層面上，宇宙是合一的。

對於那些總有忙不完的人際關係、外在活動的人來說，一旦工作、活動告一段落，的確會有一股落寞感升上來。有時這種落寞感反而是好的，提醒我們該獨處了。**因爲獨處是一種有益的向內連結狀態**。每天都給自己一段獨處時間是必要的。獨自靜坐，不只將一天緊繃的腦波減緩下來，在安靜中，你才聽得見內在的聲音，收得到靈魂智慧的指引。

七、掌控緊繃的鬆弛劑

用力過度

生命像一條河流，不斷地開展，也不斷地變化，能量是流動的。宇宙中一切事物都有運作的循環秩序，遵循週期法則、因果法則。我們生而爲人，一方面慶幸自己是有靈性、有智慧的受造物，有自由意志可以決定自己的人生，另一方面也要謙虛，知道順勢而爲，臣服於更大的宇宙能量運作之中。

用我們熟知的諺語來說，就是「天助自助者」、「盡人事，聽天命」。這兩句話都表達地非常平衡，中立地看待自己能努力的部分，以及自己需要接受的部分。但是這兩句話往往還是被人們誤解了。

積極好強的人很喜歡「天助自助者」，認爲這正好給「人定勝天」下了註解，一心以爲靠自己的意志力可以改變、掌控生命中的一切。消極怠惰的人又太喜歡講「認命」，以消沉的態度來解讀「盡人事，聽天命」這句話。忘記了人類被賦予的自由意志是多麼寶貴的禮物。

當一個人太過積極掌控自己的生命時，甚至會將掌控之手延伸到他人的生命中。巴哈醫生將以下五種花歸類爲「對他人福祉過於關心」。這個類別的命名很有趣，一般而言，對他人「關心」是好事，但是如果「過度」關心呢？

過度的時候，關心就超越了界線，變得不自覺地在他人生活中涉入太深、插手掌控。很多「以愛之名」的例子最終都是因爲「過度的愛」變成了「情緒勒索」。

明明初心是爲了對方好，結果卻變成了控制，讓接受者感到壓力，想要逃脫。這不只給人壓力，也給自己莫大的壓力。往往以掌控一切的態度看待人生的人，到最後，很可能必須等到不得不躺到病床上時，才願意學習放鬆。

印度大師巴巴吉曾留給人們以下教導，很適合這組花精的使用對象自我思量：

1. 當我在別人身上找錯誤時，要改正的是我自己。
2. 當我勸說別人時，其實就是我懷疑自己。
3. 當我體驗著人生當中的掙扎時，我就是在否定自我創造的責任。
4. 當我感受到分離和孤獨時，其實是我沒有去寬恕。
5. 如果人生中有一些境況不停發生，一定有我的功課要學到。

以下介紹這五種花，它們好似肌肉鬆弛劑，教會你如何在情緒上放鬆與保持從容。它們能協助緊繃的掌控者，**將「用力」調整到「放鬆」；將「過度」調整到「適度」**。

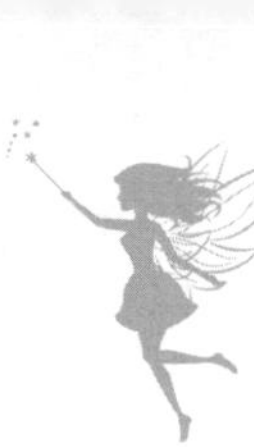

山毛櫸（挑剔vs接納）

山毛櫸的優點是洞察力強，心智反應快，但是他們是以一己之認知，或稱之爲成見來看世界（誰不是呢？這裡是指過度地有意見）。山毛櫸情緒的人腦海中對事物、對規則、對禮教、對何謂完美，都有自己既定的「**看法**」，不能容忍他人缺點和事物的不完美。他們的「明察秋毫」，甚至到了「吹毛求疵」的地步。

山毛櫸的個性倒不是追求完美，而是看不得不完美。對每件事、每個人都會批評指責，自以爲是爲對方好、指正錯誤，但是欠缺對他人的同理心，流於尖酸刻薄。即使有一些山毛櫸表面上客氣不語，內心的O.S.還是不斷地批評。

現在我們的社會出現了一些扭曲的現象。在公共網路上、別人的社群網站上，看不順眼、挑剔毛病、酸言酸語、指正瑕疵，似乎成了某些人閒暇無事的娛樂，這些人就是所謂的「酸民」。這跟八卦媒體的不實報導、言語攻擊、挖人隱私，還樂此不疲地帶領風氣有關。「酸民」般的言論正是山毛櫸情緒的特徵。

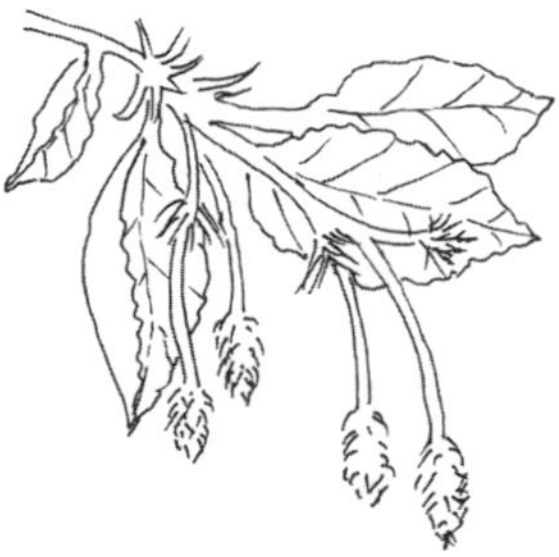

他們對雞毛蒜皮的小事都不放過，總是有意見、找瑕疵、百般挑剔。他們的頭腦被偏執、狹隘的認知框住了，無法以寬容的心看待世界。所有的眼光都銳利地投射到外面，卻看不到自己也不完美，認不清自己也會犯錯。

山毛櫸情緒的人很容易產生過敏症狀，因爲皮膚是身體接觸外界最大面積的器官，由於對外在世界不滿意的部分太多了，負面的投射就會回歸到自己身上；一個人對外面世界產生排斥，排斥的力量就會回擊自己。

山毛櫸花精協助釋放**「要照著我挑剔的標準做事」**的執著，帶來包容和理解。你可以看到問題，給出意見，但別做耍嘴皮的評論家。山毛櫸花精讓人學會以更開放和同情的心來對待他人，你將會發現世界更多的美好面向。

如果說野生酸蘋果是追求自己的完美，山毛櫸就是在**要求他人的完美**。其實兩者往往是一體的兩面。他人是我們的鏡子，你所不滿意他人的那些部分，是否正是你不敢往內自省的部分？

山毛櫸一味地要求別人完美，潛意識是在表達對自己不完美、有瑕疵的嫌惡。酸蘋果把焦點放在保持自身的完美，又怎麼可能容得下與自己有關係的人不完美？如果發現

潛意識裡自己對內、對外都不滿意，可以合併使用這兩款花精，對人、對己的偏執、強迫傾向，都可以消融許多。

菊苣（限制vs放手的愛）

菊苣人的主要課題都是圍繞著愛，無法控制天性中對愛的強烈渴望、依賴。他們特別在乎「關係」。親人、愛人是他們生命中最重視的部分。當他們處在正面特質時，能夠給予親人、孩子、另一半關懷備至的愛，一個慈母形象。菊苣能提供照顧細節，無微不至，樣樣都想要料理妥善，被菊苣照顧的對象非常幸福。

然而如果失衡，**「過度的愛」就變成「占有」**。一類型菊苣人試圖讓別人依賴，有著「被需要的需要」，藉此獲得掌控權。另一類型菊苣人表面不見得強勢，反而常常示弱、依賴人，甚至以身體不好爲由，希望親人陪伴在自己身邊，則是隱性地操控他人。

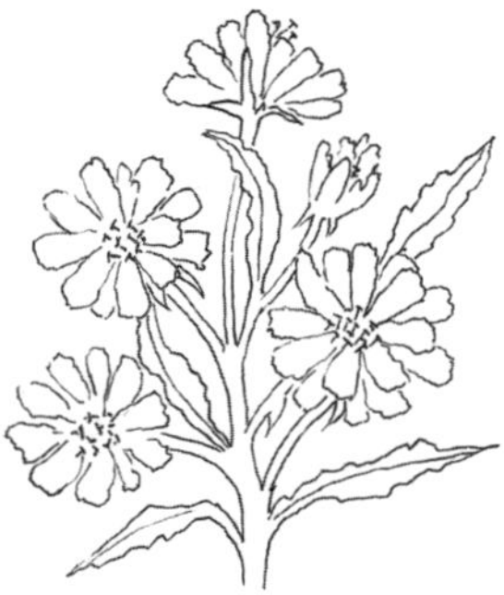

希望和喜歡的人在一起，是人之常情；過度依賴或被依賴，不能接受分離，就會演變成一種「依存關係」。占有欲更強烈時，就會導致情緒起伏，每當幫助或關心別人時，其實是自己抱著期望、等待回報。對愛的渴望失衡時，會演變成自私的愛、感情勒索；得不到回報時，會傷心、憤怒，也會威脅。

我們身邊時常可以看到很多有母親特質的人，或是在兩性關係中扮演了像母親般的角色。他們一方面溫柔、體貼，善於關懷照顧，另一方面遙控、限制；讓人分不清是強勢還是弱勢。被照顧者往往會被一句「我是爲了你好」而陷在矛盾兩難中，即便順服了，對方還會繼續得寸進尺，陷入永無止境要求與順從的遊戲中。

一些極度沒有安全感的關係裡，失衡的菊苣常見奪命連環 call，追查行蹤、隨時報備、設下規定、不如意就賭氣、哭鬧等等的耍脾氣。爲了期望被對方關注，菊苣會有各種自覺或不自覺的小手段，呈現連續劇中常有的誇張情節，甚至陷入歇斯底里狀態，爲的是想考驗對方的愛或是想討回公道。然而在感情的世界裡，根本沒有公平與否，只有你情我願，不是嗎？

負面情緒的菊苣以爲用「愛」可以換取「被愛」，但失去自我的他們，只能藉由從

還有，每次讀故事書，一定要從第一頁重新讀起的小孩……

他們壓抑了生活中的樂趣，久而久之總會感到有壓力，當自己做不到或做錯時，會產生強烈自責心理。當然漸漸也會影響到身體僵硬、疼痛、動脈硬化等等，這些正是因爲缺乏彈性而產生的症狀。**遵循原則沒問題，但不變通就演變成固執。固執地死守習慣其實是依賴頭腦做決定，不依從當下感覺觀察事物**。

岩泉水花精是三十八種花精中**唯一不是取自植物的能量。它來自清澈潔淨的岩泉水**。你看過河流的上游端，穿越過岩石的山泉水流嗎？它們不畏河中岩石的阻礙，穿流而下，岩泉水同時具備了石頭般的堅實，也具備「上善若水」般的柔軟，陰—陽、軟—硬，都非常平衡。

岩泉水花精協助一個太過執著、固執、嚴以律己的人放鬆下來，靈活柔軟、順勢而爲。你依然可以遵循自己的原則，但也要保持彈性。岩泉水人不妨多觀察大自然的運轉，你會發現四季更迭、日出日落，每一個片刻都有神聖的循環、規律，但也都可以順流處在當下、有變化。效法大自然，這樣你的身心可以享受更多的覺知，更多的變化、更多的自由。

馬鞭草（狂熱VS忍耐）

這世界眞要感謝有很多像馬鞭草這樣的理想主義者、鼓吹者、熱衷者、先驅者，帶著眾人向前進步、改革。

馬鞭草通常在團體中容易受到矚目、仰望與追隨。馬鞭草的熱情、熱心、熱血，像太陽一樣地在團體中發光發熱。許多舉世聞名的創新、倡導、啓發，都是馬鞭草人帶動出來的。例如：哥倫布、林肯、甘地、賈伯斯等等。

他們也是各行各業中的超級演說家、無敵推銷員，有著極佳的溝通能量，又對自己的理想深信不疑，具有說服力，說得頭頭是道，能感染身邊的人。他們也是很多創新觀念、公義理念的倡導者，因爲他們不能忍受不公不義，堅持自己的理念，也會大聲疾呼。

在他們充滿熱忱的內心，總抱著「好東西與好朋友分享」的態度，這眞的是很有愛的初心。但是如果這份溝通「**過度熱忱**」了呢？將會變成「強迫推銷」、「強勢說服」，讓人有被迫感、難以消受、想要逃避……

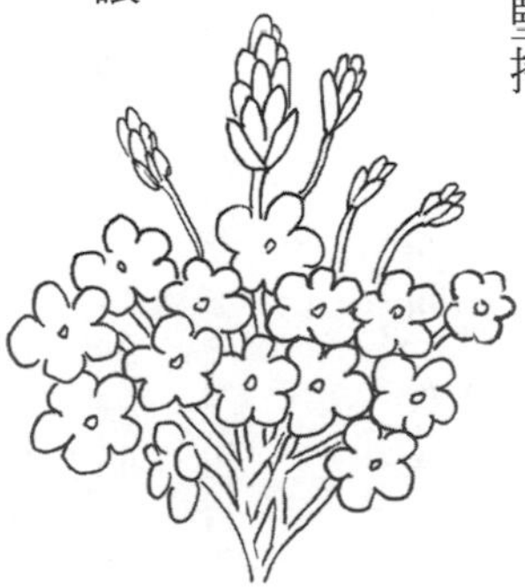

馬鞭草人不平衡時，會過於執著地希望影響身邊人有所改變，或一同投入理想，也會**因爲別人的不接受而受挫**。馬鞭草的受挫，可以用一句俗話來形容：「熱臉貼冷屁股」。馬鞭草的負面情緒就是因爲他人不接受己見而有激動、強烈的情緒。自己也有可能因爲逞強、過勞與之後的疲憊，引發出壞脾氣或沮喪。

馬鞭草也容易**過於集中投入自己熱情的焦點，而疏忽生活中的其他面向**。有些人有很了不起的專業，卻是生活白痴；有些人專注投入愛情，卻完全忽略朋友、家人；有些人在學習過程只鑽研自己有興趣的學科，而嚴重偏向某幾科；甚至有些小朋友強烈喜歡某些食物，每日必吃，同時排斥、挑食其他不肯接受的食物。他們的共同點都是**好惡太強烈，容易走到極端**。

固執、執著、過度努力、執意要別人跟隨自己的想法，甚至容易太過激動、慷慨激昂、說話大聲、滿臉通紅等等，這些都會導致馬鞭草人長期亢奮、緊張，易怒，最後造成身體上的問題。比如：失眠、心臟病、高血壓、頭痛、脊椎病、抽筋、腹絞痛、甲狀腺亢進等等。

馬鞭草花精能協助人放鬆，保有平衡而且開放的態度。這朵花幫助調整你執著的心態，可以體諒別人有不同看法。你的熱忱、熱情是好的，但是無需過度用力，馬鞭草人要學習保留一部分精力，給自己一些空間；也不需給別人那麼滿，讓別人感到有壓力。

要相信在輕鬆自在中，你都能表達自己對事物的觀點。至於別人接不接受，你都要放寬心。容忍並允許別人有自己的看法，與你不同調。**你會在放下與允許之中，看懂世界多元、多樣的美**。

葡萄（固執vs溫柔）

葡萄人很相信自己，作風強勢，必然是因爲自己的判斷曾帶給自己成功經驗過。所以會堅持己見，一貫作風，認爲自己才是對的。

有能力又有信心的葡萄人其實很**適合當領導者**。他們能夠指揮大局、穩定人心，強勢有力量，又有目標與方向，是每一個領袖必備的特質，很容易吸引人靠近、依附。

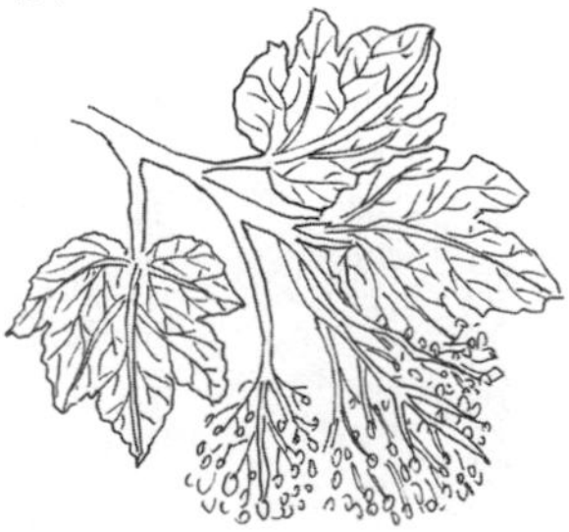

但是葡萄人失衡的原因也是在於「**過度強勢**」，專制掌控、唯我獨尊、極端固執。葡萄人外在行爲顯得霸道，喜歡指揮、命令人，不會讓步。留給他人，尤其是屬下、家人的印象是強勢、無情、權威、霸王。遇到不如意時會咆哮，嚴重時甚至動手，有暴力行爲傾向。

比起馬鞭草，負面的葡萄是另一種固執，他們自信爆棚、自我中心，對他人沒有同理心，不能容忍異己者。在溝通上，甚至採取不解釋、不說服的一意孤行與命令獨裁，和馬鞭草的急於溝通與說服，也剛好相反。

負面的葡萄情緒不一定是權威的長者形象，有時小孩變成了家中「霸王」，寵物成了家中「老大」。大人們倒過來被小孩、毛小孩折磨，都因爲他們/牠們已經陷入那種固執、堅持己見的地步。

葡萄人行爲表相上，是「我說了算」，執意堅持自己才是對的。**但深層中，他們害怕做錯，更怕發現自己想的其實是不對的**。他們也並非像外在表現的那麼強勢有自信，內心裡，他們以霸道遮掩不安全感，他們一樣會害怕自己動搖、害怕受到外在世界的影響。

然而**眞正的權威不是以強勢、專制豎立起來的。是以領導力來引領他人、感化他**

人。時常武裝自己，以攻擊、權威擺出架勢，最終會導致身體疾病，像是血管硬化、高血壓、僵硬、關節炎、偏頭痛等。

葡萄花精讓人學習開闊、放鬆、信任、接納。葡萄花精協助轉化你，做一個胸襟廣闊，果決卻不獨斷的領導人。當帶領團體時，正向的葡萄人，能知人善任，也能廣納雅言，明白更高階的領導技巧都跟「無爲而治」中的核心概念「放下掌控」有關。葡萄人如果學會接納，不再固執，一切會進行得更順利，自己也會更健康、更輕鬆。

放下執著

這一組花精代表的情緒能量，都跟**執著**、**掌控**有關。

我們的思想可以導引能量，聚集能量，「心想事成」就是指出思想的能量可以成就、顯化出實相（reality）。英文常說的「It matters.」（有關係），「It doesn't matter.」（沒關係），這兩句話的用字很值得玩味。

因爲 **matter** 這個字也是「物質」的意思。如果你說：「沒關係、我不在意」或「It doesn't matter.」，它（能量）就不能聚焦顯化爲物質界的眞實發生。但是如果你說：

「有關係啊！我在意啊！」或「It matters.」，就是執著、執意，這種執念的能量就會聚焦爲物質（matter）。要知道，生命中「執意想要的」與「執意抗拒的」都會回擊到我們身上，成爲卡住我們的物質（matter）。

我們的生命中當然有很多的欲望、期待、想完成的、值得追求的。無論是自我要求、感情渴望、人生目標、夢想理念等等，這些都很好。但是不要執著，才是平衡之道。

這五種花提醒以下我們釋放過度的自我執著，放手想要掌控他人的欲望。這一組花精教會我們，**看似「放人一馬」，其實是「放下我執」**：

1. **山毛櫸：**不再執著於挑剔他人的瑕疵。
2. **菊苣：**不再執著於占有才是愛。
3. **岩泉水：**不再執著於一成不變的以身作則，做人榜樣。
4. **馬鞭草：**不再執著於別人必須接受你的理念。
5. **葡萄：**不再執著於要別人服從你的命令。

控制欲

一直以來，社會、教育都灌輸我們，要掌握人生，凡事就要有目標、有規劃，甚至制定SOP，爲了掌控流程。我們想要控制生活並做出相應的反應，以便被看作是一個有判斷力的理性之人。掌控，就是想要對生活施加力量，迫使它根據你所認爲正確和公正的願望而流動。

想掌控自己的人生沒有什麼不對。只是頭腦想掌控的，依然是重複過去的經驗，想要打出安全牌，並不能預測未來的變化，徒然增加了壓力與緊綳。對生活越想施加控制，就越會不斷地生活在緊張和焦慮裡。因爲**控制的源頭還是恐懼，怕如果不控制，就會帶來讓自己不能接受的失控、失落、失望**。

掌控過度時，會希望一切都在計畫中、在預料中、在自己有限認知的安全範圍中。因此會不自覺地把與自己有關係的周邊人都劃入自己的管轄範圍。這一組人對親近的人最常有的口頭語就是「我是爲你好」。

過度涉入的「爲你好」，就變成干擾他人。關係中的兩方，一方想要干擾人，另一方就會覺得備受干擾。強勢與弱勢的兩方，總在拉鋸之中，製造了不合諧的關係。

「過度爲他好」等於「**極度渴望改變他人**」。把目光的焦點都放在對方身上，進而批評、影響、控制、主宰……能量關注的觸角都指向另一個人，而不在自己身上，誤以爲這些控制力、影響力，才是自己的存在感、價值感的所在。

有一句話說得好：**世上僅有三種事：自己的事，別人的事，老天的事**。老天的事不由我管，他人的事不歸我管，而我們只能管好自己的事。這一組巴哈花精，教會我們放下別人的事；放手讓人做他自己，自己也才能自由。

完形治療創始人皮爾斯（**Perls**）曾說：「只有放棄改變之後，改變才可能發生。」**放棄改變，意味著全然地接納**。一個人要改變自己，或改變他人，都需要先練習全心接納當下的自己以及對方所是。

八、消沉意志的啦啦隊

壓力山大

最後介紹這爲數最多的一組花精，巴哈醫生將它們命名爲「沮喪絕望類花精」。這八種花協助我們轉化沉重的負面能量，提升我們的頻率，在意志消沉時，拉我們一把，它們是提振能量最好的啦啦隊。

我們只消從一個人的外在表情就可以讀到他的情緒。「沮喪絕望」是怎樣的表情呢？下垂的眉頭、肩頭、嘴角，無力感、沉重感。簡單講就是「**垂頭喪氣**」！

一個沮喪的小朋友也有這種表情呢，但那只是一時，他們容易回復到蹦蹦跳跳的活潑與輕快。然而某些中年人、老年人，那種沉重的表情已經是他們長期形成的容貌與姿態。只要留意，在馬路上、捷運上隨處可見這樣的表情。

這是積年累月的「壓力」堆砌在身體裡而造成的沉重感。當身體裡存有許多未釋放的壓力、阻塞的能量，如何談健康？想要活力、樂觀進取，先要知道如何不讓累積的「壓力」成爲生命的重擔。以下這八種花教會我們如何平衡、如何調整那些拖垮我們的沉重感。

聖星百合（麻木vs甦醒）

生命中的確會遇到一些重大的變故、嚴重的打擊、劇烈的挑戰，甚或心靈的困境，這些逆境讓我們不但受傷，還留下印記。這些在預期之外的突發狀況，都可以稱作人生的意外。發生之時，衝擊太大，往往冷不設防，當下第一個反應其實是**驚嚇**。**它是一種麻木、凍結的能量，甚至部分的自己立即出魂了**。

- **尚未離開的傷痛：**無論事隔多久，這過往的驚嚇、過往的創傷，仍然儲存於身體細胞內，也儲存於潛意識內。生命之流好像停在那裡，不再流動、失去力量。聖星百合花精對於那些過去有大創傷始終未解的人，有鎮定、療傷的作用，無論是多久以前的傷痛。

聖星百合花精幫助我們甦醒，再度順暢呼吸，釋放緊張，釋放細胞的戰慄，讓我們再度整合自己，自我療癒系統重新開始啓動，再度感到和諧。

急救花精中的五種花，聖星百合在其中扮演非常重要的功用，讓我們從失魂落魄的驚嚇中，重新整合自己，回到平衡。聖星百合又名伯利恆之星，光聽名字就有聖潔感。它有六片純潔雪白的花瓣，好似大衛星，淨化負面能量，撫慰心靈、帶走創傷、減輕痛苦。

聖星百合很適合初期使用花精者，先來療癒過往的創傷。在生命之流中，誰沒有大大小小的創傷呢？麻痺其實是身體的一種保護防禦機制，不讓我們陷在驚嚇混亂之中，但埋在潛意識之下的創傷需要浮現，才能釋放。經由聖星百合的協助，能量不再滯怠，生命力就開始啓動。

在心靈療癒的路途上，如果有難以承受的傷痛，聖星百合絕對是第一個花精選項，療癒、撫慰受苦的心靈。唯有修補好生命傷痕、靈魂碎片，才能重新回到完整，重新邁步前行，不再像是被什麼卡住了。

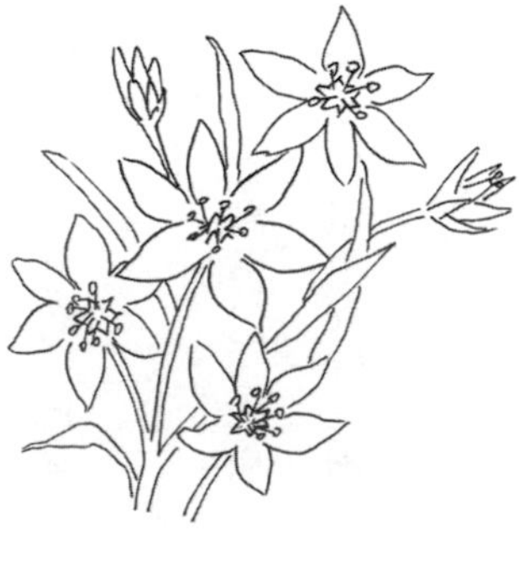

野生酸蘋果（不潔vs排毒）

野生酸蘋果的植物，原本就在歐洲的草藥中擔任排毒的功用，有強大淨化力量。野生酸蘋果花精有生理層面的淨化作用，也有情緒或思想的排毒作用。

野生酸蘋果人是完美主義者。很多時候可以從一個人的外表、打扮、自我形象以及隨身用品的細節上看出來。喜歡整齊、清潔本來是美德，但過度了就成爲「潔癖」。這個詞正是一般人對過於愛乾淨人的負面評語。

當我遇到處於野生酸蘋果負面情緒中的個案，總是會發現對方多少有些物質上的或精神上的潔癖及自我不潔感。不問不知道，仔細探討，我就發現其內心必有一些謹守的原則，以遠離其個人心中定義的「不潔感」。

整體而言，負面的野生酸蘋果人，自我要求高，不滿意自己、不喜歡自己。容易在乎細節，被物質層面的小事情控制著。他們常常挑剔自己的外表、行爲，其實是因爲內在裡也不滿意自己的負面情緒。

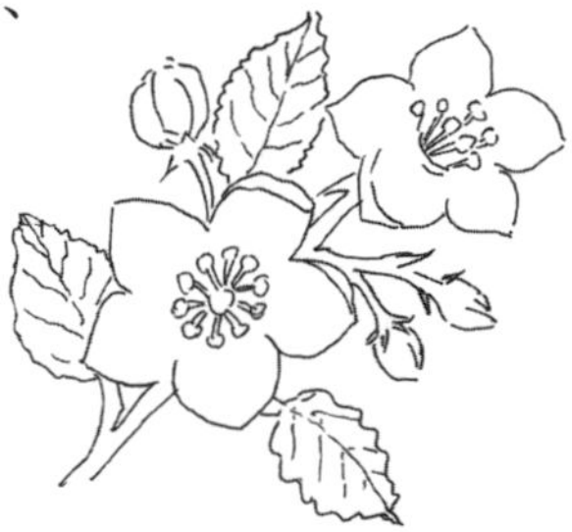

當情緒不安時，爲了想要消除那種來自內心的烏煙瘴氣，野生酸蘋果卻往往將注意力集中到想要去改變外在環境。以爲將家裡、辦公室的環境整理清潔，或將周圍人、事、物整頓清爽，這樣就能淨化自己。失衡時，野生酸蘋果性格的人會有點強迫症上身。對外在環境充滿防禦、鑽牛角尖，只顧注意細節而忽略大局。

• **喜歡並接受自己**：野生酸蘋果花精可以平衡因不夠潔淨而滋生出躁動不安的心情，協助放鬆下來，接納自己所是的樣子，而不是用改變外觀，或尋求外在的支持來塡補內在的需要。野生酸蘋果也協助一個人將視野跨大，超越局限，當注意力放在正面時，你會讚賞自己已經做到的部分，不會只顧盯著未達標、不完美的部分。

野生酸蘋果有情緒或思想層面的排毒作用，也有生理層面的淨化作用。它帶來內在外在的淨化，讓人從心裡產生一種淨化後的輕鬆與輕盈。

看待瑕疵的態度

你是否過這樣的經驗，越是穿上乾淨白色T恤或襯衫時，越是格外容易濺到咖啡或醬油的汙漬痕跡。如果隨便穿舊的衣物，就不會這樣。為什麼呢？

是乾淨的純白色容易被外在汙染？還是提醒自己不要有瑕疵，反而吸引來瑕疵？都有可能吧！

如果敞開心來接受全部的自己，不是瑕疵不見了，而是你看待瑕疵的態度不一樣了。

接納自我的練習

- 每天起床，未漱洗前看著鏡子對素顏的自己說我愛你。
- 每天說出一個自己的優點，聚焦放大那個優點。
- 將對自己的要求慢慢降低標準。（我的個案琳琳覺得要降低標準，不再要求自己一百分，她表示可以接受自己八十至九十分。當我告訴她及格分數是六十分時，琳琳立刻皺眉，表示太低了，沒辦法接受。）當然，你可以慢慢練習逐步放寬。

楊柳（抱怨vs自我負責）

楊柳負面情緒很難覺察，因爲自己的小我會放大自怨自哀的聲音，信以爲眞。它是一種庸人自擾，特別難以靠自己覺察。嚴重的楊柳負面情緒是**沉溺於受害者情緒**。將自己鎖在「眞歹命」的抱怨中，難去原諒及遺忘，滿腹委屈，不能忘記那些傷害自己的人事物。

楊柳人容易怨天尤人，煩惱沮喪，有事事不如意的苦澀感。覺得別人好命、幸運，而自己是個倒楣鬼。一旦有一個怨恨的對象，就像找到一個藉口，可以**靠怪罪他人找到活下去的力量**。甚至會因怨恨而想報復他人，仔細一想，「君子報仇，三年不晚」這句成語描述的並不像是君子，反倒像是不能放下的怨婦。

楊柳人看不到的是在怪罪他人的同時，他也逃避了面對自己，不能爲自己負責。想用抱怨迎來同情，不但得不到益處，反而嚴重打擊自己，不斷添加內在無法紓解的悶氣。

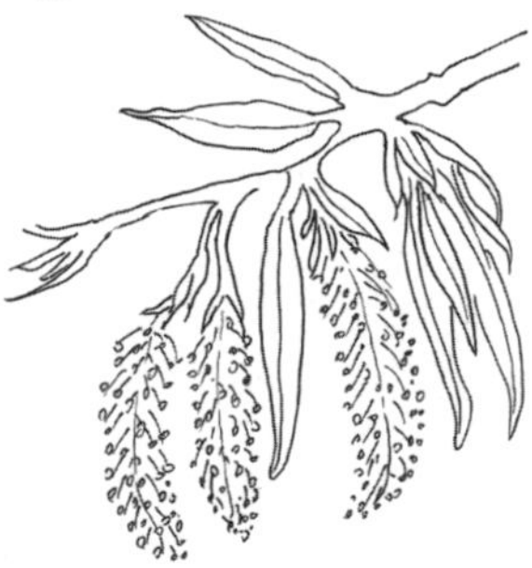

・**寧願繼續生氣：**即使有人協助、同情、傾聽他們的抱怨，他們的怨氣並不會減少，也不曾心存感激，倒是有可能在一遍遍述說中再次加強了自己的負面信念。楊柳的負面能量將讓整個環境拉低氣壓，傾聽的對方也感到苦悶，因爲未能被接納的善意也被楊柳的沉重頻率拉低了。

如果說冬青是憤怒的陽性能量，楊柳就是**憤怒的陰性能量**。當打擊來襲，楊柳人通常不會在第一時間反擊，反而會往心裡放。怨，就是一種壓抑後轉成陰沉的攻擊情緒，並有一種不被瞭解的感覺。

楊柳人容易有假想敵，嫉妒、比較的對象，每當抱怨時，也總會以「……害得我……」做開頭，覺得自己滿腹委屈。到底是什麼人、事、物「害到」自己呢？這不見得是事實，只因內心深處，想將自己的快樂、平安或被瞭解、被愛，都寄託在他人身上。

然而能爲自己的不快樂負責的人，只有自己，並不在他人手裡。不要讓積壓在心中的怨像醋一樣發酵，越來越酸，腐蝕了自己的心靈，傷害了自己的健康。因爲那種「寧願繼續生氣」的感覺會日益壯大，只會害苦了自己。

楊柳花精提供的正面能量很溫和、有彈性，像楊柳樹蓬勃生長的生命力，無論冬天怎麼剪葉砍枝，春天依舊發出新枝新葉，生機勃勃。楊柳的枝條柔軟、有彈性，懂得低頭。楊柳花精的作用，有時像是「通氣」，釋放那一種「苦悶」與「怨氣」。**「氣」被釋放了，能量就通暢了，人也舒坦了**。

楊柳人如果回過頭來看到自己的力量，可以**把用來抱怨的能量，拿來想方法解決問題**。願意爲自己負責時，人生逆境不只是學習的課題，更是提升自己的機會。一旦明白自強不息的力量操之在我，就能豁然開朗，一掃陰霾，不再苦澀。

榆樹（壓力vs恢復）

榆樹的負面情緒是負荷過重，承載不了而意志消沉。一般人常常會說「壓力好大」。但是爲何壓力好大，底下的原因卻有很多種，有一部分的確是外在環境造成的。榆樹的壓力屬於超出常態的環境變化與負荷。

比如部門有人離職，沒有添加人手，工作移到你的範圍，增加了你的工作份量。

或是換到一個新的公司，工作內容對你而言有些陌生與困難，也等於增加了難度與挑戰。再或者，工作或許如同往常，但是家中老人生病，需要醫院、家裡兩頭顧，等於下班後又增加一份工作，也是吃不消的事。**這些外在負荷變重的情形，就造成榆樹人開始懷疑自己能力、沮喪與疲累的主要原因**。

- **暫時性地辦不到**：總而言之，榆樹的「壓力好大」通常確有其事，先要評估環境中自己承擔的責任，是否有負荷不了的情形。一旦超出一個人的時間、體力、能力範圍，覺得被壓得喘不過氣來，突然失去應付能力，會一下子失去了信心，也會變得意志消沉、垂頭喪氣，但這並非自己沒有能力。

無論是外界對你的期待或是自己給的自我期許，可能都太高了。此刻最要小心的就是身體，因爲俗話說得好：人不是銅牆鐵壁，什麼都能承受，人是吃五穀雜糧的，難免會撐不下去。

榆樹花精協助你放慢腳步，重新檢視自己的負擔，需要減低

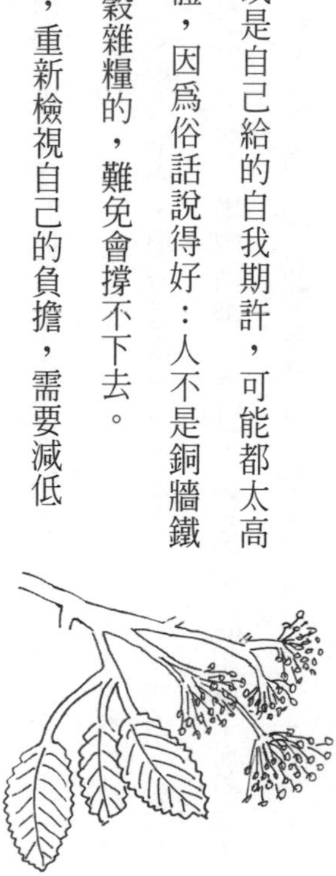

自我要求的壓力，也需要適度減輕工作責任的擔子，才能恢復鬥志，重拾信心。

- **無法勝任：**有些學子在考前奮力準備，但考卷作答時，變得腦中一片空白，處於當機狀態，也是因爲壓力太大，無法集中精神。其實，與我們想的相反，放鬆才能更專注。考前喝榆樹花精可以協助釋放精神壓力，也幫助集中精神，思考清明，才不會因過於緊繃的壓力，而讓自己在考場表現失常。

生活中難免有許多壓力，但「承認」壓力需要覺察力，也需要智慧。因爲如果一味地承受，直到被壓力壓垮時，本來可以有能力的，突然就做不下去了。甚至連在身體上，也會出現無法勝任的負面榆樹症狀。

因此，身體遇到短暫的虛脫、心悸、中暑、頭腦空白；上班族兼職、趕進度、拚年尾業績、蠟燭兩頭燒等的過度耗能；學子遇到的期末考、上太多才藝班、生長痛、比賽前腿軟而記不起演講稿等等，這些超過負荷的情形，都可以嘗試用榆樹花精緩解壓力。

陷入榆樹負面狀態時，很容易誤以爲自己沒有能力，自信心大失。但不是這樣的，只是你承擔了超過自己能勝任的負荷。

榆樹的負面狀態像是一個提醒，是暫時性的辦不到。好比電腦當機，需要重新啓動。榆樹花精提醒你要先休息一下，重新設立責任的健康尺度；評估你能力的極致；界定你可以承諾的範圍，減低自我要求的壓力，恢復鬥志。

身體超載了壓力

孕婦美美在懷孕末期前來諮詢花精，她的雙膝變得疼痛，原來是因為肚子裡的胎兒一天天變大，已經超過美美身體的載重量，她纖細的四肢、膝蓋所能承受的負荷，心情也變差，極度擔憂。

榆樹花精協助她釋放壓力，允許自己更多的休息，不要久站，過了這一孕期寶寶出生後，這短暫影響身體的壓力源就消失了，膝蓋將恢復原本的力量。

落葉松（自卑vs自信）

比起榆樹暫時性的沒自信，落葉松才是**始終都對自己沒信心**。不相信自己擁有能力。在還未嘗試之前，就認定自己會失敗。自認卑微，完全沒有想要成功的企圖心。

很多人都覺得自己是個「沒自信的人」。但那只是一種概括的感受，沒有仔細分析。沒自信，不見得可以「**添加**」什麼來讓自己增長自信，反而是要「**減除**」一些明顯、嚴重的其他負面情緒，它們壓在自信心上面，一個人當然不敢相信自己有能力，能辦到。

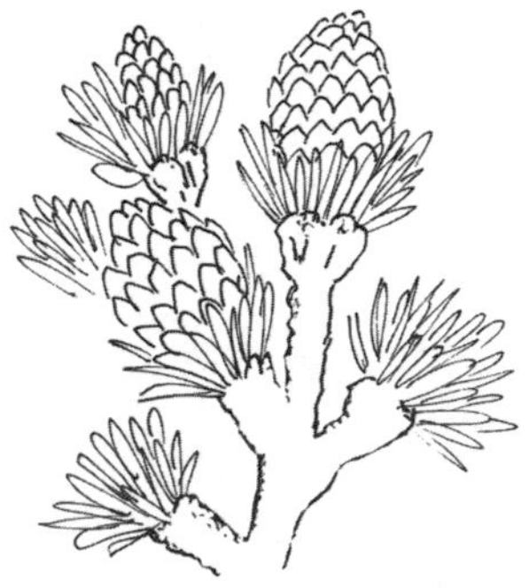

- **懷疑自己的能力：**每一個人都有一些自己擅長與不擅長的方面，不要將焦點放在你不擅長的方面、與人比較、打擊自己。人人都嚮往成功，負面狀態的落葉松人，只需要專注找到自己喜歡的、有興趣的也做得好的部分，再以耐心和毅力培養出熟能生巧的能力，你就有很大的成功機會。

你和他人就會對自己的表現刮目相看，這良好的成功經驗（哪怕只是小小的成功）又會增強了內在的自信心，之後用小小的自信培養更多的自信，像滾雪球一樣，越發感受得到自己內在的穩定與力量，「沒自信」三個字就將離你遠去。

• **自我感覺不良好**：最可惜的是很多人明明有很多優點，有很多能力，依然感到不自信。他們的問題似乎是容易受外界影響，在乎別人的負面批評，想要達成別人對自己更高卻不實際的期許，只看自己做不到的部分，忽略自己的優點。他們是「自我感覺不良好」的人，讓自己退縮在陰影下。

落葉松人**習慣性地畫地自限**，以為自己在別人眼裡是一個失敗者。他們以為自己在乎的是「別人的評價」，但真正打壓自己的卻是內在嚴厲的「自我批評」與「自我否定」。自己斷定自己是屬於離成功遙遠的魯蛇（loser）。

亞洲文化中，謙虛本來是美德，但過度的謙虛，會打擊一個人的自信心。中文習慣用一些貶抑自己的字眼：「不才」、「末學」、「小犬」、「賤內」、「寒舍」等，與西方文化強調的自我肯定、自我表達完全相反。久而久之，也打擊了這樣理念灌輸下成長的下一代人，遇到機會，不敢爭取；遇到挑戰，不敢冒險。

許多沒有自信的小孩，是因爲父母太有自信、太過強勢，往往提前幫孩子處理大小事。成長中的孩子長期待在安全舒適區，只會對自己更沒有自信心。因爲自信心是需要鼓勵才培養出來，也是要在冒險嘗試後，才一點一滴地展示出來的。

- **YES! I Can!：**對沒自信的人**最好的鼓勵就是「嘗試看看」，而不是「加油」、「祝你成功」**。他們只需要推一把，往前邁出一個步伐。落葉松花精能夠化解「自卑」、「不如人」、「辦不到」等怠滯的能量，並給予一種願意嘗試的動力。讓人在體驗中，找回自信，並以自己的能力爲榮。

落葉松花精也適用於疾病康復期，有時人們以爲自己病後，再也不能像從前一樣，覺得自己辦不到，達不到完全康復，或是認知疾病必會帶來無力感。此刻，落葉松也會調整負面頻率，轉化並提升活力。

橡樹（堅忍vs放鬆）

橡樹人是眾人心目中最負責、有能力的人，也是眾望所歸，大家依靠的人。這麼棒的特質，怎麼有負面狀態呢？但是基於平衡原理，過猶不及，都是失衡。

橡樹人的問題往往是負責、認眞過了頭，成了不折不扣的「**工作狂**」。不知道何時該停下來，這成爲了他們的陷阱。有強烈的責任心，也有毅力，但是忽略了自己身體的疲憊訊號。總是把他人的事擺第一，把自己，尤其是自己的身體健康擺在最後。

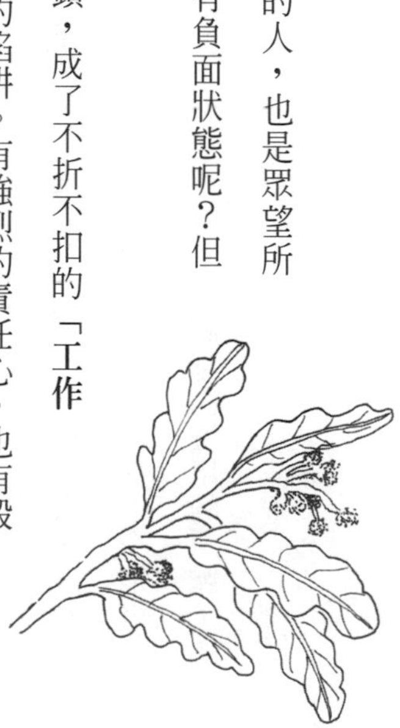

- **從不垮下來，拉著犁的牛**：比如說，把照顧全家人的經濟責任一肩扛起；或是覺得自己是主管，有責任以身作則，屬員下班，自己還在加班；又或者覺得自己當媽媽，照顧全家人，沒生病的權利。

橡樹人甚至會覺得沒有自己親力親爲，事情會搞砸。他們認爲自己是超人，一天二十四小時當四十八小時用。他們樂於承擔、付出的心令人敬佩，毅力與能力也讓人讚歎。但是他們不停下來休息，以致耗損自己的健康，往往一旦倒下來，就已陷入較爲嚴重的疾病，像是神經系統崩塌、中風、心臟病、帕金斯症等，讓周邊人們唏噓、惋惜！

- **量力而為：**橡樹花精讓一個人明白在擔當與過度之間需做好一個平衡。意志力強很好，但也須順流而爲，**該工作的時候工作，該休息的時候休息**。如果只憑藉意志力在撐，剝削了自己的健康，依然是執著而已。

橡樹花精讓人柔軟有彈性，**能接受自己的脆弱面**。橡樹花精協助這些強者，允許自己接受他人的幫助，感受到被愛、被照顧的滋養能量。所謂「留得青山在，不怕沒柴燒」。橡樹人要學會不可以將忍耐壓縮到極限，更要學會時常聆聽身體發出的訊號，並順從身體的需求。

堅強與柔弱的背後

有人問我矢車菊與橡樹兩種花精性格都是樂於為人「服務」，有何不同？

柔弱嬌小的矢車菊人與堅毅承擔的橡樹人，兩者的起心動念都是良善、熱心、願意助人。

矢車菊失去平衡時，被人利用，甚至踐踏，因為她渴求獲得他人的肯定，不敢拒絕，認同了自己的軟弱，卻忘記自己內在的力量。找到自己力量後的矢車菊，會綻放得亭亭玉立，自立立人。

相反地，橡樹堅強、勇於承擔，總是一肩扛起。但是當她不平衡時，則是無節制地認同了一定要承擔的責任感，而忘記了自己也有脆弱。承認自己脆弱的橡樹，依然堅強挺拔，卻更有彈性。

過猶不及，都是我們要覺察之處，無怪乎花精總是協助並教會我們平衡之道。

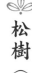

松樹（自責vs自在）

大衛・霍金斯在著作《心靈能量》一書中，提出意識地圖，其中能量等級最低頻、最沉重的情緒就是「羞愧」與「內疚」（參看第一篇中頁二九的列表）。

內疚感經常被我們的社會用來操弄與懲罰他人。它具有多種表現方式，例如良心不安、懊悔、自責、受虐狂，以及所有的受害者情節都是。無意識的內疚感會導致身心的疾病，易發生意外事故、也容易導向自殺行爲。

罪惡感常常是一種「我把事情搞砸了」或「因爲我的疏忽，害了他人」的感受。如果錯誤是自己造成的，改善就好。如果這份內疚已經超出應負的責任範圍，那就應該學習調整內心懷有罪惡感的舊模式，**學會釋放不屬於自己責任範圍內的罪惡感**。

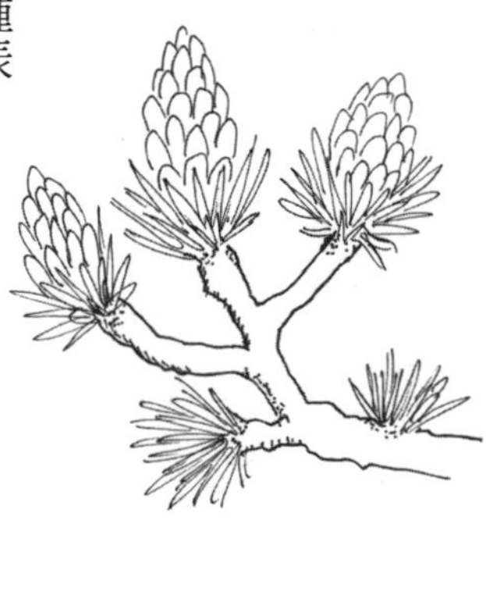

・**懲罰自己**：處在松樹負面情緒中的人，困惑在於分不清一件事中，哪些屬於自己的責任，哪些屬於他人的責任。一天工作之後，與朋友聊天之後，即使事過

境遷，松樹人也反覆思考，不斷反省。他們總在找自己犯了什麼錯，即使有可能是別人的錯，卻也常苦於良心不安，心虛，經歷不愉快情境後，都覺得是自己的過失。

松樹人的負面情緒常常是自我遣責，自我批判，整日充滿罪疚感，很容易責怪自己，覺得沒有活出自我或他人的期望。這些通常不是短期情緒，而是一股**根深蒂固的沉重頻率困擾著自己**。內疚自責中也有許多自我否定。自我否定的情緒積壓後，有時會轉變爲憤怒，衝動、憤怒情緒發洩後再度加強內疚、自責，成爲一個負面循環。

- **原諒自己，才能原諒別人：**很多兒時受過的創傷，讓人緊緊抓著不放過自己。在**不能原諒自己的底層，也通常還有一個不接受自己，因而讓自己不能原諒的對象**。這些創傷也或許受到從小的生長過程中，父母、教育體系總是強調責怪，不給讚美的影響。

自責是懲罰自己，將攻擊轉向自己，這些情緒反應會留在身體，慢慢衍生症狀。松樹花精能協助清除舊有情緒的節結，驅散令人困惑的舊模式，重新找到自己；

爲自己負責，也爲自己立下邊界，不把過多的責任攬上身。

松樹花精，教會我們區分清楚錯誤和責任，錯誤都可以改善，生命可以繼續，無需沉溺在責怪、罪惡感的情緒中。

練習說 Good job!

西方文化比較善用鼓勵的方式教育孩子，小朋友無論做了什麼，都能輕易地獲得父母、師長的一句「Good job!」（做得好！），松樹花精的正面能量就是要教我們給自己拍拍手，為自己按讚！

有松樹情緒的人，也不妨常常在自己完成了什麼之後（大小事都算）對自己說「Good job」（做得好！）。這不是說我們沒有需要改善之處，在 good job 之上，依然還可以精益求精，但沒有必要每件事後都在內心開檢討大會，百般譴責自己，懊惱一萬遍的「早知道……」。相反的，以愉悅的心情完成該做的事，你只會更進步、更提升！

西洋栗（痛苦vs甜蜜）

西洋栗的負面狀態就是跌到人生谷底。獨自面對內在的黑暗，看不到光明。不是人生遇到了嚴厲的考驗；就是受到肉體病痛的折磨，身心靈處於極度的痛苦中。他們用盡了力氣、嘗試了各種辦法，但是依然覺得待在黑暗的隧道中進退維谷，很下墜的感覺，似乎再也無法靠自己的力量振作。

處於這樣逆境中的人，往往有一種被上帝遺棄了的感覺。這種感覺最強烈的表達莫過於當時耶穌被釘在十字架上，也忍不住問：「我的上帝，你爲甚麼離棄我？」（《聖經》：馬太廿七：46，馬可十五：34）這是誠實地描述耶穌在肉體及心理

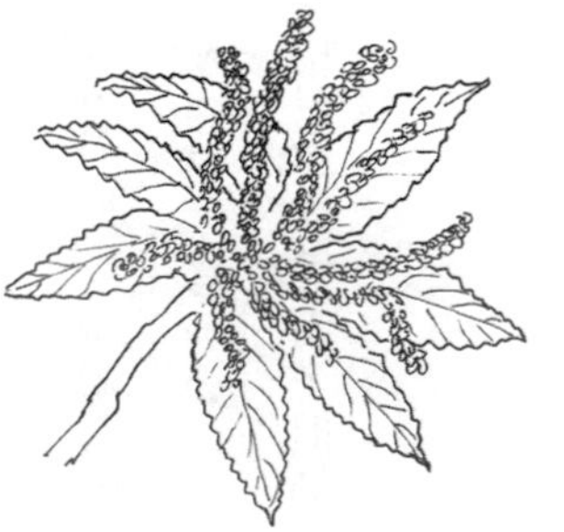

雙重極度痛苦當中的掙扎。然而，耶穌發出哀號的心靈深處，卻仍然表明他完全順服上主。因此他也說了：「父親哪，我把自己的靈魂交在你手裡！」（《聖經》：路加廿三：46）《聖經》中的這段話給了我們啓示，在極度困境中，我們即便自己無能爲力，但仍可依靠更高的力量。

・**靈魂暗夜中有禮物給你**：西洋栗人的困境看似「山窮水盡疑無路」，但是如果能堅定地相信自己的生命會有「柳暗花明又一村」的轉機，他就能給自己帶來最大的轉化與蛻變。一旦衝破黑暗，一定會見到光明和重生。

生命要帶給你巨大的禮物，但要你在痛苦中覺醒與領悟。痛苦、逆境是爲了要提醒你重新選擇、轉移目標，朝向心的方向。很多時候，這段極爲黑暗的過程，正如同蛇蛻皮時隱匿自己，毛毛蟲變身蝴蝶之前那段在蛹裡掙扎的日子。

西洋栗花精可以幫助人從內在穩定下來，感受到宇宙中至善的意願，將負面的痛苦、絕望，轉化爲信心與希望。西洋栗花精讓人不被打擊潰敗，也讓人可以有耐心、有信心、有勇氣地走下去。你無需孤軍奮鬥，除了可以請求周邊人協助之外，也可以在內心祈求更高力量的協助。

西洋栗花精帶來轉化的能量，讓人拿出「浴火鳳凰」的勇氣，放下過去，重新開始，**即使眼前看不到光明，只要循著內在的光，必會找到新的契機**。讓西洋栗花精陪伴靈魂的轉化過程，建立內在極大的信心、希望與力量，迎來黑暗後的黎明。

讓沉重化為輕盈

這一組沮喪絕望的負面情緒是讓人沉重、能量不流動、滯怠不前的最大阻礙。但是八種花中，沉重的程度還是有輕有重。我將它們分成三組：

缺乏信心組：

1. **榆樹：**一時辦不到。
2. **落葉松：**沒自信。
3. **野生酸蘋果：**自我不潔感。

這一組花精的沉重感還算輕，有時是短期的情緒，有時是某方面的不自信，或是自我要求太高標準。服用花精，並調整自己的生活、心態或期待，會很快獲得改善。

外力組：

4. **橡樹：**背負責任。
5. **聖星百合：**背負創傷。
6. **西洋栗：**背負痛苦。

這一組的負面情緒都與實際發生的情境有關，當然外境也是我們自己的思想、情緒創造出來的。這一組花精能協助我們卸下外在背負的重擔，重新與自己的身體、心識、靈魂連結，療癒之後，感受到的將是發自內在的自由與煥新。

自虐組：

7. **松樹：**背負罪惡。

8. 楊柳：背負怨懟。

這一組花精協助釋放最沉重的負面情緒能量。無論是內疚自責，還是自怨自艾，都是自虐！因爲多半是虛妄的幻相，並不眞實存在。沉重的負面能量讓我們感到不流動、不自由，也非常消耗自身能量。嚴重的程度會拖垮我們的身體健康與美好人生，非常不值得！這些花精可以調整頻率，但更需要自我轉念來配合，釋放這些壓垮自己的想法與情緒，重新以喜悅、接納、寬容的心態迎接美好的世界。

賽斯心法說：「你創造你的實相。」《光的課程》說：「思想導引能量，能量跟隨思想。」都是同一個意思。當我們的思想一路偏往負面，鑽到牛角尖裡，就形成一股拖著我們不能往前走，也無法提升的沉重力量。

但倒過來說，我們也可以利用思想來觀想這些負面能量被釋放、被淨化的過程，導引自己的思想轉換成正面想法，當你卸下這些沉重負荷，就能感到輕盈、自由、愉悅的心境了。

【第四篇】

做自己的療癒師

什麼是療癒？是將不和諧轉化為和諧。

什麼是療癒？是進入全然不同的覺知。

什麼是療癒？是從因恐懼所形成的疾病中脫繭而出。

《光的課程》安德魯上師

一、調配花精與應用

其實，比起許多昂貴的精油，巴哈花精的價格相當親民。一整套巴哈花精，共有四十支濃縮瓶，其中三十八支是單方花精，另有兩瓶是複方的急救花精，即使只是10毫升濃縮瓶套裝組，也足夠全家使用兩、三年以上。

英國的巴哈中心製作花精，並透過尼爾森藥廠（Nelsons）出品這一系列的花精。世界上也有英國其他產地、其他國家、其他品牌出產巴哈花精，只要是以巴哈醫生傳承的製作方式完成，也都是很好的選擇。

如何為自己調配花精

想爲自己選購及調配花精，可以先覺察自己當下主要的情緒。比如發現自己正處於憤怒或害怕的情緒，這是比較容易覺察的部分，然後再繼續更細微地感受在表面憤怒或害怕的底下，自己還有什麼情緒？

即使是身體不適的問題，巴哈醫師認爲應**忽略生理及病症上問題，先去觀察生病時的情緒**，再依個人的性格特質及當時的失衡狀態，找出最適當的花精。

如果不是很容易分辨，可以詳讀本書第三篇各個花精的介紹。或是參考拙作**《巴哈花精情緒指引卡》中的花卡小手冊《花仙子帶來的38封信——個別指引與練習》**，爲每一種花精狀態提供的療癒與指引。

當然，你也可以誠心地探問，然後從《巴哈花精情緒指引卡》中抽取一至三張花卡，同時搭配你自己覺察到的情緒，組合成一份自己專屬的花精複方。花卡可以提醒我們看不到的盲點，花卡上的正面花語，也爲我們喝花精的同時，帶來覺察與轉念。

爲自己決定一個專屬複方的過程，就是一個學習照顧自己情緒的過程，這是本書前三篇的用意。因爲你必須覺察自己，也必須瞭解哪些是適合你的花精。一開始或許會沒有把握，但是經由練習，一定會越來越有心得。

初學者，最常遇到的狀況有以下兩種：

1. 看到各個花精介紹，覺得自己似乎都有一點接近，將自己對號入座，以爲自己需要很多花精。**你只需要專注於自己「當下」最失調的狀況**，其他有些負面情緒或許只是曾經有過，或許不嚴重，不等於現在需要調整。

2. 覺得自己的狀況很複雜，對於整體壓力之下的情緒難以細分辨，只覺得痛苦、混亂，或總想以頭腦分析事件對錯，感受不到情緒差異，建議可以先使用急救花精幾天，等心情平復一些，再試著選擇花精。

其實，你不必擔心配錯的問題，因爲**所有花精都是安全的花朵正能量**，它們是對應、調整人們的負面情緒。**所謂配錯、選錯的，只是你當下不需要的，對你也無法起作用**，所以沒有關係，不用擔心。

初期學習調配花精，尤其不要貪心，能夠將每一份複方花精配方**控制在五種花精左右**（急救花精在必要時，可以看做一個單方花精）是最好的，巴哈中心也建議至多不要超過七種花精。

主要原因是，過多的花精未必能幫助到你，還可能混淆其中功效，在服用期間讓人難以分辨是哪個花精在產生作用。僅以單純的數種花精去對應最明顯、最當下的情緒，就足以讓自己轉化、提升，恢復平衡。

建議將花精配方、日期，以及自己的狀態，還有服用後的感受，都記錄下來。這對於再深入瞭解自我、瞭解花精都大有幫助。

一旦完成了你的複方花精配方，調配花精「日常配方瓶」的實際操作如下：

1. 準備步驟：首先準備一個30毫升的附滴管小瓶，深色的玻璃瓶較爲妥當。另外準備潔淨的礦泉水或飲用水，以及酒精濃度在40%以上的白蘭地酒（高粱、米酒、清酒等較不適合），不喜歡酒味者，水果醋也可以。

2. 滴管瓶要先經過煮沸消毒、瀝乾，裝入八分滿的礦泉水或純淨水，每種花精從濃縮瓶中取兩滴，滴入這個滴管瓶（你的配方瓶），如果是急救花精，要滴入四滴。然後加入少量白蘭地酒或水果醋，作用是爲了保存水質不易腐壞。

3. 蓋緊瓶口，稍微搖晃，貼上標籤、註明姓名與日期。

如何為他人調配花精

我們慢慢有了自己服用花精的經驗，也清晰瞭解每一種花精對應的情緒，當朋友或家人有需要時，就可以傾聽他們的煩惱，幫忙對方捋順心中的糾結，察覺其中的情緒，在對方同意的狀態下，爲其調配花精配方瓶。

將好東西分享給好朋友是一種熱心、愛心的表達，但是每一個人都有自己的方式面對自己生命，所以千萬不要強求，也別一心想要藉由花精改變身邊的人。

有些人一旦學會了花精代表的人格或情緒後，就不免想用學到的花精術語來爲對方貼標籤，比方說：「唉！她眞是一個菊苣啊！總是對我情緒勒索！」或是「他非常枸酸醬啊！遇事總是怕東怕西！」

我們關係中的對方，其實反倒是一面自己的鏡子，每當我們感受到對方的情緒時，也同時覺察自己吧！**何時是爲對方調配花精最恰當的時機呢？唯有當你眞的願意瞭解對方，且對方也希望得到協助時，花精就能最恰當地發揮功效！**

孩子是非常坦率純眞的，他們的情緒表達直接，也往往投射出他們被對待的反應。因此做父母「**可以**」爲孩子調配花精，但不要「**急於**」爲孩子配花精。想要讓孩子服用花精之前，最好先回到自己身上，若能觀察到孩子的情緒，相信也一定可以反思自己情緒的表達是否有需要花精調整之處，當大人的情緒狀態改變了，孩子的行爲往往也跟著改變了。

但是比起藥物，讓孩子使用花精，來自天然、純粹的植物能量，更讓人安心。不只孩子，家裡的寵物、植物，都可以爲它們調配花精。巴哈中心出版了好幾本相關英文書籍，也可以參考。

其實，敏感的孩子、寵物對花精的反應比我們成人快得多，一方面可以證明花精不是安慰劑，即使不瞭解其意義的幼兒、毛小孩，對花朵能量的直接反應，以及情緒、健康快速復原就是最好的證明。

另一方面也讓我們知道，由於他們的單純，這些通常一時失衡的情緒、短期積累的壓力，很容易平衡回來。而成人的情緒堆疊往往一層又一層，並經年累月壓抑，因此採用花精療法時，也更需要覺察自我與耐心。

花精的使用方法

1. **內服法：**因爲花精是花的訊息能量，市售的濃縮花精瓶中其他的部分只是水與白蘭地酒，因此主要是以稀釋後內服的方式使用，不直接服用濃縮瓶。一般來說有下面三種方式：

①杯水法：常見的是將急救花精濃縮瓶中，滴四滴到一杯水中，緩緩喝下。

②配方瓶：將配方瓶中滴四滴到一水杯或一水壺中，分次徐徐喝下。

③舌下法：直接從配方瓶中，滴四滴到舌下，勿碰觸嘴唇、口水。

個人配方瓶供每日使用，每日都需要至少服用四次，**每次四滴，次數可以增加，但不要少於四次**。一瓶通常可以服用三週左右，也盡量在三週內用完。

2. **外用法：**花精也可以用於身體的表面，以能量共振的方式產生功效。

①敷布：常見的是將急救花精四滴滴入裝著純淨水的小碗中，以化妝棉沾溼，貼敷在傷口處，尤其是嘴部、眼部，開放性傷口等不適合花精乳霜的部位。

②乳霜：外傷、扭傷、疼痛、咬傷、紅腫等等。

③泡澡：將花精十至二十滴，滴入一澡盆的水，進行泡澡。

④緊急時：當病人陷入緊急昏迷狀態時，直接將急救花精濃縮瓶取四滴沾溼唇部或脈搏處。

感冒要喝什麼花精？

這是一道陷阱題喔！還記得嗎？花精針對「情緒」，而不是「病症」。

沒有一種花精是治療「感冒」的！每個人在患感冒時有的情緒及心理狀態都不一樣。因此沒有一個固定的感冒花精配方，給所有人服用。網上也常有轉載介紹一些實用配方：治頭疼、失眠……只能參考，並不算正確的作法，因為每個人所需不同，所以沒有固定配方。

同理可證，也沒有一種通用的花精來治療「壓力」，因為壓力也是個人化的。被我們統稱為「壓力」的這包情緒垃圾，你需要先做垃圾分類，自我探索壓力底下屬於哪些情緒狀態，再選擇花精。

好轉反應

喝了花精後有時很快就有生理或心理反應，如：打嗝、放屁、拉肚子、起小疹、愛睡覺、疲憊、想哭等，都是有可能的。因積累的負面情緒如同排毒，正通過濁氣、淤痰、眼淚或紅疹等方式排出呢！

也可能會有莫名的憤怒情緒浮現，那是一種釋放過程，甚至在夢中哭喊也是一種釋放！這些好轉反應不一，通常短時間內症狀都會消失，只要自己多覺察，可以從經驗中體會是情緒釋放呢？還是疾病？如果無法辨別，可以請教花精師；如果症狀較爲嚴重，可能不是由花精引起的好轉反應，還是盡快尋求醫療協助，較爲妥當。

巴哈花精的長短期效用

讀者可以依照本書介紹方式，挑選花精自我療癒。初期練習針對「當下情緒」挑選花精，隨著表層情緒的處理，再慢慢覺察底層情緒，如同剝洋蔥一般，由外到內，從自己明顯覺察的近期情緒，再慢慢深入到被自己長期壓抑或忽視的情緒；由最近發生的創傷，到過往早期記憶中的創傷；由淺層表意識的情緒，到深藏潛意識中的情緒。

巴哈花精採用這樣溫和的方式，像剝洋蔥一般，從當下的這層情緒，慢慢回溯深入處理，當接觸到問題核心時，人也已經較爲具備面對的勇氣，這是最適合自我療癒的方式了。所以服用花精要有耐心，也許很快就有效果，也許需要一段時日，並不一定。總之，這是一種最溫和、天然、安全又帶著自我覺察的療癒方法。

身為花精師的經驗

對於如何挑選出恰當的花精組合，我有一個妙喻：就好比廚師燉湯，憑著長期經驗，會瞭解挑選的配方中，有的花精像是用來做湯底的，有的是用來做主料的，還有的是用來調味加效果的……，有些花精效果很快被使用者領略，有些花精則餘韻繚繞，值得慢慢琢磨。

完美的花精組合就好比完美的心靈雞湯。花精師（即使是作為自己的療癒師）只能以經驗加上直覺，佐以愛來燉湯……

居家生活良伴

巴哈醫生曾這麼說：「若是肚子餓了，就到庭院摘取萵苣。若是恐懼讓情緒變糟了，就喝枸酸漿花精調適。我想讓生活變得如此簡單。」

巴哈醫生期待花精能夠普及到垂手可得和即時服用，應該像是家家戶戶放在廚房櫃子裡的**情緒補給品**。**「打開廚房櫃子就可以用」**是巴哈醫生的比喻，意指打開廚房櫃子，生理有需求就找東西吃；情緒有需求就找花精喝。

我猜亞洲人通常不會把它放在有油煙的廚房櫃子裡，但是一般家庭餐廳角落的櫃子、檯子，的確常有可能放置一家老小要吃的維他命、保健食品等，若是有一盒整組的巴哈花精，可以隨時讓家人依自己的需求，爲自己的情緒充電，不是很棒嗎？

一個常見的問題：「**我可以偷偷地爲家人配花精，在對方不知道的狀況下讓其服用嗎？**」如果對方是小朋友、年長父母，你出於關心當然可以，但要留意的就是孩子的情緒是否跟大人有關，或許大人更需要喝花精？當長輩還有清晰的自我意識，就最好尊重他的自由意志，得到其同意，再爲他調配花精比較適當。

還有一個常見的問題是：「**我可以將花精滴到全家共享的水壺中，與家人共享嗎？**」每一個人的情緒並不一樣，即便是夫妻爭執，親子衝突，並沒有一個配方適合全家一起服用。唯一適合的可能是：當遭遇一次意外事件、一場家庭衝突，或一場共同面對的惡耗發生後，全家都可以服用急救花精來緩和當下激烈的情緒。若是將急救花精滴入果汁、茶飲，再一起享用，也許就化干戈爲玉帛了呢！

至於外敷用的急救花精乳霜、噴霧或溼敷，必要時也可以共用。

其他常見Q＆A

1. 直接用濃縮花精原液，效果豈不是更好？

如果不方便取得飲料或飲用水，當然可以直接從濃縮瓶取幾滴服用。但一般的情形下，不建議如此使用，不只有點浪費，效果也不會比稀釋後的配方瓶更好。**服用花精次數的重要性大於量或濃度**。

2. 會干擾到其他藥物嗎？飲食有什麼忌口嗎？

巴哈花精不是藥物，只是植物的正面能量，所以毫不衝突。服用花精期間，沒有任何干擾或忌口的顧慮。使用者不用停止已經進行中的醫療藥物。

3. 花精使用有年齡或其他限制嗎？

所有年齡的人，孕婦、嬰兒也可以使用，家中寵物、植物也可以使用！

4. 對酒精過敏怎麼辦？

常見的市售濃縮花精瓶多半內含有白蘭地酒。對於酒精過敏確診者，或宗教要求滴酒不沾者，可以尋找國外網站購買以甘油保存或以果醋保存的花精。

孩童、孕婦、平日不習慣喝酒，或只是擔心酒精過敏的人，可以**用剛煮沸的開水倒入配方瓶中**，即使需要數種花精，每種也只有兩滴，總共所含酒精份量很少，**敞開蓋子置放一會兒，酒精很快就會揮發**，毋需擔心。

5. 急救花精何時使用？

- **急救花精：**取四滴到水杯中小口啜飲服用。如果遇到緊急狀況，不方便取得飲料或水，直接從濃縮瓶取四滴，滴入口中。昏迷者可滴在他的嘴脣、脈搏處。
- **急救乳霜：**外用於偏頭痛、肩頸痛、經痛、外傷、扭傷、非開放性傷口。

二、做自己的療癒師——覺察自我

「治療」是指醫治身體疾病，但並不表示引起該病症的情感和心理壓力也被減緩。「療癒」是指釋放個人心理、心靈上的負面模式，是一種主動內化，恢復完好的過程。

巴哈醫生認爲疾病的根源不在物質層面。他在《自我治療》（*Heal Thyself*）一書中說：「疾病從本質上看，是靈魂與心智爭戰所產生的結果。」**我們所知的疾病是身體產生的最終結果，所以應該治療的是「人」，不是他的「病症」**。當重點放在治療「人」，疾病會消失；當重點放在治療「病症」，就只能讓症狀消失。

巴哈醫生發現，同樣一種病症，不同類型的人有不同的情緒反應，比如同樣是拉肚子，有人是因爲緊張，有人是因爲害怕，不同的花精能針對不同的特定負面情緒調整頻率，當情緒改變，氣場也會隨之改變。

花精並不是像藥物一樣地消滅我們的情緒，只是平衡它，讓害怕不安的情緒轉化爲勇氣；讓憂慮的情緒轉化爲喜悅；讓急躁的情緒轉化爲耐心。服用花精後我們依然具備七情六欲的體驗能力，只是更爲平穩，不致大起大落，難以招架。

巴哈花精最特別的地方，是肯定了疾病與心理情緒有著莫大的關係；藉由花精的使用，讓我們開始進入自尋健康的旅程，因爲愛惜生命，眞正地對自己的身心靈健康負起責任，願意學習屬於自己的生命功課，減少壓力，恢復平衡，獲致眞正的喜悅與健康。

所以說，**負面情緒也是値得正面看待的**。**因爲它是一個提醒，好讓我們誠實地面對自己**。當我們接受它，正確看待它，清理它，它就帶來成長。我們往往都是經由憤怒，才顯現內在對愛的渴求；經由恐懼，才提醒自己要培養勇氣；經由沮喪，才對比出喜悅的美好。

當我們誠實地與情緒同在，我們就已經開始練習自我覺察，而不是武裝自己的小我，幻想不切實際的白日夢，或以偏頗的認知看待世界。可以說，**使用花精的全程都需要覺察**。倘若沒有覺察，你不會想到要去用花精；沒有覺察，你也無從挑選花精；沒有覺察，更無法比較使用前後自己的轉變。

對初學者來說，一開始要精準辨識，的確有些困難，其實只要掌握一個簡單的原則——**先處裡眼前最急迫的情緒問題，接著來自個性與其他問題會隨著時間浮出**。不要給自己一次就要全部到位的壓力，而且花精也不是開愈多就愈有效果的，一般花精處方可以保持在五種以下，最多也是六至七種，再多也無用的。

此外，**花精也不會擅改你原本的天性，更不是你想要甚麼特質喝了就會擁有**。而是當你處於煩亂、不安定或心情不舒服時，花精可以幫助你回復內心原有的心理平衡與本有的正向美德。

根據多年的使用與諮詢經驗，以下我將服用花精的動機與心態分爲以下幾個階段，希望能幫助花精使用者瞭解自己目前屬於哪一種類型，也可以得到啓發，瞭解花精還可以爲你打開哪些可能性：

改善問題，瞭解起因

1. 用急救花精救援突發的情緒危機：

一般大眾接觸巴哈花精常常是先從急救花精開始，這是一個已經調配好的複方，方便、簡單、有效。只要覺得情緒需要急救一下，就可以稀釋服用，並且會讓初嘗試者驚豔它的效果，但是**療癒我們全方位的情緒狀態，不適合只依賴這一支花精**。

即使用過急救花精，在緩和之後，也不要輕易地忘記覺察。可以深入理解一下自己遇到的「意外」、「衝突」或「情緒崩潰」底下有沒有符合急救花精中那五種花的特徵？去思索一下那五種花的描述與自己的情緒議題。**生命中沒有偶然，突發的「情緒危機」底下，或許是一個值得你關心，一個尚未顯化爲更大問題的徵兆**。

2. 用配方花精處理已經產生的情緒、信念或健康問題：

集體意識影響我們非常大，現代社會風氣越來越注意養生，許多人會吃維他命、保健食品，或藉由運動等來保養身體的健康，但對於自己不健康的情緒卻仍然以爲可以靠意志力壓抑，或轉移注意力，就忽略過去了。

大部分來找我尋求花精療法協助的對象，往往是因爲遇到無法解決的問題。有些人是一些亞健康，身心症的問題，無論檢查、吃藥似乎並不能恢復，有些人是積累已久的情緒問題，壓力，甚至面臨人生困境的難題。但其實我們不該等到事態嚴重時，才想到要療癒啊！

當然，永遠不會爲時已晚！到了這一階段，來訪者開始注意自己疾病的起因，身心的狀態，甚至過往的創傷。正呼應了心理領域中的一句話：「**人們開始重視自己的問題時，療癒機制已開始啓動。**」

上述這兩種使用花精的方式最爲常見。不過大部分人接觸花精，就是期待花精能爲自己發揮功效，這仍然是**將自己的健康寄託在「外物」之上，同時也會評價這「外物」是否有效**。

一旦人們看待花精爲「另類療法」，就只是將它看作正統醫療體系之外的「補充療法」，或是將其視爲醫療藥品的「替代品」。如此，跟使用其他形式的醫藥並無兩樣，並沒有將覺察帶回自身。

不像其他系統的花精，常喜歡以複方形式，取個吸引的名稱販售，好滿足消費者的依賴性。巴哈花精系列絕大部分都是單方，原因就在於，巴哈醫生希望**每一位使用者都依自己當下的狀況，調配專屬的複方**。

的確，大部分人的情緒不只是單純一種，思考配方中該用哪些花精，才爲我們帶來覺察自我的機會。**眞正想療癒自己的人，要在服用花精的階段，試著覺察狀況發生背後的情緒議題**。

越能覺察其中自己積壓的情緒，花精療法功效越顯著，甚至一勞永逸。反之，越將花精視爲神奇的「自然藥物」，依賴心越強，即使得到療效，起初未解決的議題，也可能在沒有完全被理解的狀態下，反覆重現。

改善情緒體質

有沒有想過在感冒流行季時，同一間密閉的辦公室爲何有人容易感冒，有人不會？一家人一起吃飯，有敏感體質的人對某些食物過敏，但其他親人則不會？

所以，問題不在於外來物質界的干擾（花粉、細菌、過敏原、塵蟎等等），問題在於我們「被」干擾了。「過敏」兩個字就如同其字面意義：過於敏感。過於敏感的身體或過於敏感的情緒都好比承認說：「這些刺激到我了，我被干擾了，我無力招架……。」

物質面的干擾原因眾多，也與心理層面有關。單就情緒敏感者而言，干擾我們的不只有人際關係中互相影響的糾結——憤怒、怨恨、關心、操心、批評、指揮、服從、說服與被說服……，還有自己內在無明的貪、嗔、癡——恐懼、懷疑、嫉妒、內疚、猶豫、沮喪等等所謂的內在「心魔」。

我們的思想、情緒如果夠健康，可抵擋外來的的干擾，也不會情緒過敏。巴哈花精最適合搭配著自己的覺察成為你日常生活的好夥伴。**你可以把它視為情緒的保養品**，就好像重視飲食作息的的人，漸漸改善了身理體質；而**長期關注自己身心的人**，**也能長期在花精陪伴下**，**慢慢地改善「情緒體質」**，**有了不受干擾的免疫力**。

做自己生命的主人

花精還可以更進一步細緻精微地全面調整一個人的身、心、靈。不平衡的情緒是一個入口，讓我們藉由情緒問題，往內探尋自己，就會進而明白身、心、靈全面健康，同步成長的重要性。此時，花精就是生命成長的良伴，**以下是進階版本使用花精可以發揮的功效：**

經過前述兩階段的花精使用經驗，一個人漸漸培養出平日就觀照自己身心健康和平衡與否的覺知力，現在可以進階到**整合所有面向的自己**。

初學花精者很容易落入成見的判斷，自認自己屬於哪種類型情緒或性格，大致需要哪些花精；同時也可能排斥或忽略了其他某些花精，總會粗糙地判斷自己才沒有某種情緒呢，或是某個花精不符合我的狀態。

但有經驗的花精使用者，**終會瞭解一整組的花精都是自己人生路上可能需要的**。尤其是那些當初容易忽略，或以爲自己絕不需要的花精，都會在適當的時候像一場及時雨出現，要不就是像一記當頭棒喝。**因爲那些自己還不夠認識自己的部分，會在清理與進化的旅途上，逐步地被整合回來**。

當花精使用者深刻瞭解身、心、靈是一個整體，生命中遇到的困難與障礙都是要我們學習的課題。此刻，**整組花精的角色就好比生命導師，有時提醒、有時協助、有時甚至如同敲醒的警鐘，讓我們恍然大悟**。

靈性成長與使用花精

接下來，花精使用者將會晉身到使用花精的最高境界，體驗到**眞實的自己等於完好的自己**。當我們不再天人交戰，我們內在與外在是一致的，我們就是完好的。「天人合一」的意思正意味著內在沒有矛盾、衝突，充滿平和與和諧。

此時你才是自己身體、情緒、思想、能量各方面的主人，有意識地在每一當下做出主動的選擇，而不被負面情緒、負面想法拖著走。**在這一階段，花精的作用是提升我們意識的振動頻率**。幫我們打開天線，來接受我們的靈性自我，與我們的靈魂、更高的宇宙意識連結，聆聽到自己內在的教導。

巴哈醫生在《自我治療》的小書中，直指核心地點出「人爲何會受苦」：

1. 無法遵循我們靈魂的指揮：

巴哈醫生說：「我們的靈魂會透過直覺跟我們說話。」「疾病就是有形身體因個人拒絕遵從靈魂指引而導致的結果。」

如果一個人聽不到自己靈魂的聲音，任由自己的小我主導，或任由自己受他人的影響或主導，小我一意孤行，在物質世界中鑽牛角尖，那麼靈魂就與自己的人格漸行漸遠，失去了和諧。

2. 違背神性愛的定律：

巴哈醫生說：「如果我們內心充滿對萬物的愛，我們就能百毒不侵；因爲那股大愛能阻止我們做出傷害自己的事，阻止我們的心靈去傷害彼此。」

一個人內心若是關閉了愛，築起了心牆，過度防禦、武裝、恐懼、忘記感恩……那麼就是與自己內在的神性分離，與愛失聯，必定跌落到黑暗的負面深淵中。

3. 違背宇宙整體的一致性：

當一個人不知道自己具有靈性、神性，就不免以爲一切都來自於「小我」，這是多麼局限的視野與觀念。一個人如果不知道自己與其他人類的生命，甚至其他動物、植物的生命都息息相關時，就會衍生自大、自卑、自私、貪婪、無知……這就是違背了宇宙的整體性。

我們服用花精的過程，也同時去深入自己的內在，聆聽自己的直覺，修正自己的缺失，**花精就不只帶來平穩的情緒，花精更給我們帶來影響人生的智慧，提升意識的振動頻率**。

一個處於正向振動頻率中的人，思緒清明、活力充沛，更容易受到啓發，得到洞見，擴展創造力，發展出精采的人生。此時，這些**因花精學到的事就比實際服用花精更重要，也更有意義**。

透過花精，療癒生命

花精的應用可以開始於療癒失衡的情緒，但絕不僅止於此。這也是本書希望指明的核心精髓，**透過花精，最終你爲自己療癒了生命，回到了自性**。

整體而言，花精能夠在我們生命中扮演多方面的角色：好比一個小幫手，協助你；一個好朋友，陪伴你；一位生命導師，對你因材施教、及時提醒！也好比一群CP值超高的情緒醫生，二十四小時爲你待診，不用預約，也沒有副作用！

當一個人眞正理解靈魂是永生的，而身體只是我們在世上時靈魂暫居的寓所，就會以關懷與敬意好好對待這靈魂的「寓所」，但不會過於眷戀自己的身體，**健康固然重要，靈魂提升更重要**。

人生眞正的目的是爲著靈魂的學習與進化。一般人格面向中最常煩惱的人際關係、平安保障、功名利祿等，只是學習與進化過程中的經歷，而一生結束之時，靈魂關心的卻不是以上這些世俗的議題。

從靈魂永存的角度來看肉身的盡頭並不可怕。**眞正重要的——是否精采地活出自己？是否懷著熱忱與愛做想做的事？是否願意完成靈魂此生的學習與使命？**

以下讓我分享兩個令人尊敬的靈魂，看看他們如何完成生命的故事：

1. 無條件的愛自己：

讓我們來聆聽一位從死亡邊緣回來的人帶給我們的智慧：

艾妮塔．穆札尼（Anita Moorjani）二〇〇二年時被診斷罹患淋巴癌，四年間遍尋名醫醫治不見好轉，然而在二〇〇六年癌末急救過程中，她去到了一個無時間性的世界，感受到自己與宇宙萬物融爲一體，全然被無條件的愛包圍，毫無痛苦。那經驗深深影響了她的人生。

在她的自由意志下，她選擇了重返人世，當她的靈魂再度回到身體之中，睜開眼睛，末期癌症竟在三天內奇蹟般不藥而癒。她在《死過一次才學會愛》（*What If This is Heaven? How I Released My Limiting Beliefs and Really Started Living*）中描述她昏迷時得到的領悟：

- 用無條件的愛來愛自己
- 無懼地過日子
- 生活充滿了恩賜，要學會感恩
- 讓人生成爲充滿喜悅的體驗
- 做最適合的自己

她說：「我的經驗使我深深相信，每個人都有自我療癒與助人療癒的能力。當我們觸碰到內在浩瀚無垠的整體時，疾病就會離開身體。**療癒就是把從前的自己愛回來**。當我放棄對抗，順應生命時，我取得生命最強大的力量。」

2. 療癒就是完成、回到完整：

最後，讓我們來看看巴哈醫生如何以他的一生示範，完成靈魂的渴望：

巴哈醫生從年輕就想以人類健康的福祉作爲他的一生任務。他的發願很早，但他的旅程依然曲折，並非一路順利直達。在他早年因醫院工作辛勞而生重病時，也曾被醫生判斷生命無法度過三個月。

但他的生命態度與一般人不一樣。他不爲自己的健康而憂慮，不爲自己生命將盡而悲傷，他在乎的完全是如何利用剩下的時間，盡可能留下對人類有益的貢獻。他的研究室窗戶徹夜通明，被同儕暱稱「永不熄之光」（The light never goes out.）。

巴哈醫生以這樣熱情、無私的心埋首工作，**讓他忘記了病痛，也忘記與死神有約**，不但安然度過了三個月，還恢復了健康。**果然，生命是活出來的！這就是最好的例子**。

巴哈醫生於一九二八年找到第一個花精，接著連續八年的時間中，陸續完成全系列。在他生命的最後一年，他幾乎完全奉獻出自己的身體，當成「花精實驗室」，彷彿以「神農嘗百草」的心意來尋找、檢測每一種花的能量。

他忍受著火燒般的皮疹、頭髮掉盡、失去視力、潰瘍甚至嚴重出血，一九三六年八月，他找到最後一個花精時，人已經精疲力盡、非常虛弱。他過世時享年僅五十歲，世人或許感嘆他英年早逝，也或許懷疑爲何花精沒有能救回他自己？

事實上，巴哈醫生是爲了完成一套花精體系，貢獻出了他的生命，從靈魂的角度來看，他也完成了他這一生的任務。巴哈醫生用熱忱與意志力燃燒自己的生命，完成了小我與靈魂一致的天命，不虛此行，也留給了世人一份愛的禮物。

在使用花精陪伴自己的旅程中，**我們一開始都是因爲對自己的問題苦惱，想要療癒那個「問題」**，無論是身體上、精神上、關係上的問題。但走到最後，我們都會同意巴哈醫生所說的——**療癒是針對「人」，不是「症狀」或「問題」**。

療癒（heal）這個字，來自「**完整**」（whole）這個字，而神聖（holy）這個字也是來自「完整」這個字。一個人完全接受自己、完全接受生命中的一切，沒有抗拒、反彈、逃避、干擾，這個人就是完整的、被療癒的和神聖的。

有了如此對花精的深度理解，我們可以明白看似簡單的巴哈花精並不簡單。花朵的能量不只陪伴我們面對生活中各種挑戰產生的情緒壓力、培養我們身心成爲一個更平衡的人，也提升我們的靈性頻率，讓我們充分發揮自己，創造出更精采、更豐富的生命。

【第五篇】
讓花走進你的生活

傷口是光進入你內心的地方。
你的任務不是去尋找愛，
而只是尋找並發現
你已在內心構築起來的一切反抗愛的障礙。

魯米
（古波斯詩人／神祕主義者）

生活中充滿大大小小的議題，你是否覺察自己如何應對？是否發現自己總有一些週而復始，一再重演的舊模式？你想改變自己嗎？無論是你的苦惱，你想逃避的問題，還是你的疾病，都像是對你發出提醒的呼喊，唯有及早自覺、及早面對、及早關懷自己，被忽視不管或壓抑掩飾的情緒，才不至氾濫潰堤，深深影響了健康或生活。

在第五篇章裡，我想換個角度，分享一些常見生活中的議題，讓面臨同樣困擾的你，有一個參考，及早知道有那些可愛的花仙子能夠陪伴你度過挑戰。但不要忘了，是提供參考，不是提供配方，花精配方還是需要因人而異。

一、經痛與經前症候群

月經，在女性的一輩子中扮演著重要的角色，根據統計，一般女性一生中有四百到五百次月經，每次歷時五到七天，計算下來大約有九年的時間與月經相伴。這對患有經痛與經前症候群的女性則是一場惡夢，覺得月經擾亂人生，害怕它的到來。

「經痛」是在月經其間發生的，有原發性或續發性。症狀有時輕微，有時強烈到痙攣。「經前症候群」則是在排卵後，月經來臨前發生的。很多女性在月經來的前一週會突然陷入暴躁、易怒、憂鬱的經前不悅狀態，活像吃了炸藥，似乎無時無刻都會被惹毛。據統計，台灣女性超過一半都有經痛或經前症候群。

通常女性在排卵之後的黃體期，尤其是晚黃體期（經期前的七天左右）容易出現疲勞、情緒改變、易怒、腹部腫脹等生理、心理不舒服等症狀，甚至影響到日常生活。當經前症候群嚴重時，就被稱作「經前不悅症」（PMDD）。如果沒有事先警覺的話，這種忽然的情緒衝擊會讓人完全無招架之力，甚至影響與身邊親友的關係。

除了調整作息、多運動，或以中藥調理體質之外，巴哈花精也可以提供有效的情緒緩解。雖說花精最好是因人而決定配方中使用哪些花精，不過還是可以參考一些普遍的症狀，以下我列出一些可能用到的花精，提供狀態不同的女性朋友挑選、參考：

疲憊／慵懶／沒活力組

如果妳屬於這一組，通常會發現每個月的這幾天，身體腫脹、人疲倦、心慵懶。

- **芥茉：**忽然有情緒跌宕、不開心、悶悶不樂的感覺，芥茉花精幫助妳消除這種烏雲罩頂般的莫名憂鬱。
- **鵝耳櫪：**腹部或全身都不舒服時，通常會慵懶、賴床，不想起來工作，鵝耳櫪花精協助妳消除散漫與嗜睡，重獲活力。
- **楊柳：**開始變得自怨自艾，覺得自己可憐、倒楣，並且埋怨他人。楊柳可以讓妳走出這種消極不幸的情緒。
- **橄欖：**原本就承受身心重擔的妳，又因爲這時的身體負荷而覺得筋疲力盡。經期前後的疲憊倦態，讓妳無法抵擋。不如就以橄欖花精陪伴自己休息，直到重新充電，恢復精力。

煩躁/焦慮/崩潰邊緣組

妳在經期前後變得易怒、急躁，可能還伴隨頭痛、腹痛、身體痠痛、失眠等症狀。

- **鳳仙花：**本來就急性子的人，這幾天會更毛躁、不耐煩、脾氣急躁、易怒。鳳仙花精安撫妳的情緒，讓你慢下腳步，耐得住性子。

- **山毛櫸：**原本對一些事容易看不順眼的人，這幾天格外不順心，幾乎無事不吹毛求疵，快要抓狂。山毛櫸讓妳緩和下來，減少批評抱怨。
- **櫻桃李：**因爲感受到自己體內的火山要爆發而感到快崩潰，對自己的想發飆有一種嚴重恐懼感，或變得歇斯底里，無法自我控制。櫻桃李花精能發揮功效，消弭風暴，讓妳回到理智。
- **冬青：**妳內在的小惡魔可能將所有的新仇舊恨、嫉妒、猜疑等情緒都在這幾天發揮到最高峰。身邊的親友可能都難脫其害吧？冬青花精能平息怒火，讓愛與同情再度回到妳的心中。

覺得不潔／覺得罪咎組

妳的潛意識抗拒當個女性、抗拒每個月都有一次麻煩事，這時變得格外不喜歡自己，並且容易無緣無故地怪罪自己。

- **野生酸蘋果：**覺得生理期是不潔的，覺得月經是對女性的懲罰而被賦與的辛苦期。就算經痛沒那麼嚴重，大多數人也都會在這幾天感到自己腫脹、變胖、出

油、長痘等狀態而產生自我嫌惡感等等。都可以藉由野生酸蘋果花精來協助妳淨化身體，也淨化情緒。

• **松樹**：在這幾天中妳難以理性表達，所以不想發火的妳發火了；不想埋怨的妳埋怨了；不想偷懶的妳偷懶了……這些狀態又容易引起第二波的內疚、自責情緒。這時，讓松樹花精幫助妳減緩心中的自責吧！

打亂生活／難以適應組

可能妳懊惱，怎麼這麼不巧，剛好在要旅行的時候；或是有重要工作、面試或相親的時候，「她」來了，這位被稱爲大姨媽或表妹的ＭＣ小姐，本來就是打攪正常生活的不速之客嘛……

• **胡桃**：雖然這是每個月都有的周期循環，但還是有一種生活起了變化，心中不免有難以適應的感覺。這是大部分女性都有的共同感受，可以藉由胡桃花精幫助妳保護能量，快快適應，度過這不舒服的幾天吧！

有了花仙子的陪伴，每個月的這幾天就可能好過多了！願大家都能開心做女生！

二、拖延症

相信很多人都有過這樣的經驗，當家人請你去洗碗、倒垃圾、繳電費時，你隨口回應「馬上」，卻遲遲不行動，那個沒有去做的「馬上」將成爲一種「未完成」或「陷住」的能量，像一個包袱背在身上。

一旦將所有阻止你行動的猶豫思想都拋在一邊，去完成它之後，你會感到紓解和心曠神怡，那種紓解感會令你感到懷疑，爲什麼自己要等那麼久？

拖延症也是負面情緒

威廉・克瑙斯（William Knaus）是美國認知療法的先鋒，也是公認治療拖延症的權威。他在其著作《終結拖延症》（*End Procrastination Now!: Get It Done With a Proven Psychological Approach*）將拖延定義爲：**是指自我調節失敗，把重要的事情和有時限的事情，推到其他時間去做的不好行爲**。嚴重的拖延症甚至會出現強烈的自責情緒、負罪感，會不斷地自我否定、貶低，並伴有焦慮症、憂鬱症等心理疾病。

平日各種小小的拖延，人人都有，但是當拖延行爲造成人生的挫敗，讓自我評價低落，感到痛苦時，就能算得上「拖延症」了。「拖延」其實是常見的一種情緒毛病。法國哲學家朱爾斯・貝約爾（Jules Payot）這麼說：「絕大多數人的目標，是盡量過著不動腦（也就是自動化反應）的生活。」人的心理總是害怕進入未知，害怕改變，想躲在安全舒適區。根據研究，全世界25%的人都有過拖延行爲，或許這數字還低估了吧？

克瑙斯在《終結拖延症》中將拖延症大致分爲四類：

1. **期限拖延**：比如下週一要開學，這週末才驚覺暑假作業還有一大半未完成，這種拖延症是有期限催促的。
2. **無限期拖延**：如果要做的事情沒有明確的期限，更容易無休止地拖延。比如你想整理房間，但一直覺得沒空處理。這並不是因爲沒有時間，而是因爲一直沒有將其排入你的時間表，以爲還不急。
3. **簡單拖延**：比如晚餐後洗碗，但覺得吃飽好舒服（或好累）想要先休息一下，雖然後來也是做了，總有一股勉強，缺乏立即行動的輕快。
4. **複雜拖延**：其背後可能有更複雜的原因，你在害怕什麼？過去負面經歷？或是你要命的完美主義作祟？

嚴重的拖延症不只是簡單的想逃避而已，而是一系列想法、情緒以及行爲集合在一起。要改進你的拖延症，可以先檢視一下自己比較接近下面哪一種類型，藉由不同的花精，協助不同的情緒與想法的拖延狀態：

不同類型的拖延

1. **在最後緊要關頭，才把事情一口氣完成**：有些人喜歡那種感受，甚至還能從中得到刺激。某些藝術家個性的人誤以爲這與激發創意有關。確實有研究顯示：人在拖延時，會把事情掛在心上，這種「懸念」有助於創意思考，但也會帶來更多的壓力與焦慮，當懸念沒有變成創意時，就壓力山大了。

鳳仙花、**櫻桃李花精**，可以協助那種當下覺得來不及，備感壓力的急切感。

2. **逃避心態，慣於在心中充滿負面假設**：這些人覺得如果自己沒有辦法將事情做得完美，將面對批評與失敗，也因爲經常懷有恐懼、懷疑，顧慮很多，所以自然不想完成事情。

枸酸醬、**龍膽**、**落葉松花精**，可以鼓勵一向悲觀、膽小、沒自信的你。

3. **天生個性猶豫，難以做選擇、做決定：**完成事情的每一步驟都需要選擇與決定，當一個人覺得連跨出第一步都有困難時，當然事情就停擺、被拖延下來了，越拖越久，就越消耗自己的精神。

線球草、野燕麥、水蕨花精，都可以協助放下搖擺、茫然，猶豫不決，開始落實行動。

4. **不易專注，容易分心：**一些人容易在做一件事時，會被其他更有興趣的事打岔，分散了注意力，改去關心其他有趣但不是那麼重要又有時限的事情。就像很多學生總是一邊做功課，又一邊玩遊戲、吃零食、看手機等等，以致延誤原本該專注的正事。

栗樹芽苞、鐵線蓮花精，可以協助這種不專心、愛幻想的分心狀態，開始聚焦當下。

5. **好惡強烈：**有的人在做自己喜歡的事情時，專注到無法自覺時間的變化，但對於他們不想做的事情，就幾乎不放在心上，導致事情總是拖到最後一刻。他們知道什麼是「該做」的事，卻帶著罪惡感拖延下去。表示這件該做的事，不是自己有興趣的事，只是「不得不做」的事。這情形需要好好看待自己的內心，你勉強了自己什麼？也許在你熱愛的事情前，你根本不是拖延症候群，反而是行動投入派。

馬鞭草、鵝耳櫪、胡桃花精，可以幫助你瞭解自己眞正所愛，才是最該重視的事情；但也協助好惡分明的你，藉由花精平衡回來，你極不想做的那些「該做的事」或許對你很有助益，比如運動、早睡。

6. **覺得生命了無生趣，每件事都無所謂**：有一種人他們因爲無法解決問題，就讓自己習慣生活在隨波逐流中，被動、消極。這不是在拖延事情，這是在拖延自己的生命。

野薔薇、野燕麥花精，可以協助重新找回生命力和生命目標，沒有人會完全失去本能的欲望，讓欲望成爲一種燃料，爲你啓動生命的原發力與創造力。

改變習慣

除了花精可以協助調整你的負面情緒，改善你的熱情活力，提高你的行動力之外，也可以試著以下的小撇步來改變習慣、調整自己：

1. 想一想「愚公移山」的精神，先把大的任務切割成小任務，就不會覺得任務太過龐大無法完成。
2. 改變習慣，不要把每個寶貴的一天當作應付「生活中不重要但緊急的事」，而要將「生命中雖不那麼急，但非常重要的事」及早規劃到每日行程中。
3. 養成「今日事今日畢」的好習慣，每天晨起，將需要做的事情一一列下清單，完成後逐條劃去。
4. 每當完成了一部分工作（尤其是過去自己習慣拖延的部分），都讚美、獎勵自己一下，取代過往那種未完成時，掛記在心的罪惡感、懊惱感。

三、有關疲憊

你有多疲累？

或許你覺得大家都會疲憊，疲憊時就靠睡覺補眠，如果一時不行，就靠意志力撐著，直到週末考完、忙完，再睡到午後晏起。或者你認為靠吃營養補品，喝提神飲料，就可以給身體足夠元氣活力，免於疲憊。

其實，生理上「睡眠需求」是排在「飲食需求」之前的。觀察小嬰兒的作息就知道了，總是睡飽了才驚覺自己餓，然後哇哇大哭要喝奶了。若是太睏，喝奶一半就會睡著，不論吃飽與否。**靠吃東西來補充睡眠的不足，不是生理需要的方式**。

若是你有下列感受，可能已被「疲憊症」找上門，包括：疲倦、耗竭感、無力、無法運動、缺乏能量、虛弱、睏意、憂鬱、動作遲緩、身體沉重。長期疲憊更是處於能量一直在流失，內在力量已經耗竭的警訊中，不可不重視。

身累還是心累？

有一句話說：「最使人疲憊的往往不是道路的遙遠，而是心中的鬱悶。」**首先問問自己是身累還是心累？事前累還是事後累？**然後參考以下這些巴哈花精：

進行大量運動、體力工作、馬不停蹄的身心活動之後，身體自然疲憊，但是如果能放下一切去入睡，睡飽就精神煥發了。**橄欖花精讓人徹底休息，回復能量與活力。**

如果是心疲憊，怎麼睡都睡不飽，起床困難，是因爲缺乏一個起床的好理由。**鵝耳櫪花精讓人能起而行，有動力。**

如果是樂意、喜歡去做的工作、活動，人們會帶著投入的心與熱情去做，即使做完很累，仍然覺得值得。如果是勉強的工作或活動，即使應該，內心也有些不情不願，如此則會有還沒做之前，產生「想到都累」的心情。

事後累，需要的是橄欖花精，好讓自己放鬆休息以回復體力；**事前想到就累，需要鵝耳櫪花精**，協助自己好好考慮該如何讓心恢復熱情。

不知道累

不過，能知道累還好辦，但是有兩種人甚至不知什麼叫疲憊：

一種是衝勁、毅力、責任感都十足的人，一旦投入貫徹始終，不叫停，也不管身體是否到了底線。工作狂，不但在大人身上看得到，也在拚命想玩不想睡的小朋友或徹夜玩電腦遊戲的青少年身上看得到。**當他們過於疲累，卻不肯停下時，需要的是橡樹花精。**

另一種是放棄人生，死氣沉沉的人，每日打混，他們對於渴望、決定、選擇，都帶著一種沒有一定要，也沒有一定不要的態度。他們失去了生命之火，不但跟周遭生活環境分離，似乎也跟自己的靈魂或身體解離了。**他們需要的是野玫瑰花精**。

這兩種人就算嘴上沒說，其實也都隱隱知道自己「疲倦極了」，**橡樹型的人要小心保護自己的內在力量，不要用到耗竭；野玫瑰型的人則需要燃起生命熱忱之火，重新活過來**。

四、親子關係的難題

親子關係是一種互相依附的關係，其能量結構像蹺蹺板，又像雙人舞，互相牽連。他們或許是照顧者與被照顧者，他們或許是拯救者與受害者，也或許是依賴與被依賴，控制與被控制的關係。

「情緒勒索」、「共依存症」已經成了心理諮商中一種值得注意的現象。甚至常被輿論用來誇張形容失衡的親密關係或親子關係。讓我們從關係的兩端來看這一議題，藉由花精的忠告，讓父母學著放手，孩子學著自立。

父母要放手

紀伯倫的詩這樣寫道：「你的孩子不是你的，他們是『生命』的子女，是生命自身的渴望。他們經你而生，但非出自於你，他們雖然和你在一起，卻不屬於你。」

今日父母多數都愛孩子，但愛得過了頭。以愛之名的背後，爲人父母最大的迷思是將孩子視爲自己的一部分，是屬於自己的財產，或是自己對未來的投資。

當孩子小的時候，父母是他們唯一可以依賴的對象，但並不表示孩子沒有自我，不能爲自我負責。父母盡心盡力養育，是愛，也是義務。不能將孩子當作是自己的擁有物，控制他、占有他，還將自己老了，子女必須以生命回報，視爲應理所當然，需索無度。

親子關係中，愛、尊重、信任是關鍵。若是超過界線，將「孝順」一詞無限上綱，父母容易變得權威、專制、煽情，常見的口頭禪包括：「我是爲你好」、「我吃過的鹽都比你吃過的米多」、「不聽從就是不孝順」、「我從小爲你辛苦……」爲人子女整日在嘮叨、抱怨、控制之下，心生反感，也對自己的人生失去了意願，最後眞的成了「草莓族」、「啃老族」，不就是父母插手過多造成的嗎？

對孩子的照顧或期望的背後，常常被忽略的是父母自己的需求。**父母過度照顧孩**

子，**就是疏於照顧自己；過度期待孩子，就是因爲自己有未完成的夢，來不及實現，只好寄託、期望與要求放在下一代身上。**

最嚴重者，父母將孩子當作是自己的延伸，孩子表現優秀，等於自己優秀，孩子成功，等於自己成功。於是，父母以愛之名勒索，孩子背負壓力，成了魁儡……然後父母再說：「我爲你操碎了心……」

習慣用「擔心」，而不是「祝福」對孩子表達關心，或許是因爲許多父母覺得忙著爲孩子擔心，表示自己還有點事可做；如果只是祝福，那麼自己就得「放手」，剩下一種無法插手的空虛感。空虛？就是因爲太多父母沒有把焦點放在「照顧自己，做自己的事」上！

父母喜歡說教、催促、叮嚀，小孩聽多了卻並不領情，要不當作耳邊風，要不就是回嘴、辯解，更甚者變得叛逆，與父母疏離。做父母的應該除了說，還需要聽，就像好的領導者也是，權威者不應只站在下指令或自顧自話的位置，傾聽才是雙向溝通的第一步。

說到底，父母能給的**眞實教誨只在身教，而非言教**。**當父母言行一致時，孩子感到安全可靠，有了可以仿效的標竿，將會一點一滴潛移默化**。當父母身教言教不一致時，孩子縱然還小，感受得到矛盾，卻說不出來。基於對父母的愛與對權威的信任，雖想要

「言」聽即從，但是潛意識會照著父母的行爲模式，走出極爲相似或相反的路。

父母眞正能給孩子的最好禮物就是：成爲一個更好的自己，並允許孩子成爲他們自己。你是屬於占有欲、操控欲強的父母嗎？或是整日嘮叨、批評型的父母？或是愛操心、插手過多，自覺盡心盡力的父母？以下花精可供參考：

1. **菊苣：**負面情緒是以愛爲名、情緒勒索。
2. **葡萄：**負面情緒是專制獨裁、權威掌控。
3. **紅栗花：**負面情緒是擔憂、操心。
4. **石楠：**負面情緒是碎念、依賴、自我中心。
5. **山毛櫸：**負面情緒是批評、挑剔、責怪。
6. **橡樹：**負面情緒是過度責任感，把別人的責任扛在自身。

子女要自立

作爲子女，無論父母的行爲如何，他們給予你生命，就値得一生感恩。感恩的最高

意義就是將自己活得精采。你的生命是自己的，感恩父母並不是交出你生命的主導權。

年幼時，每一個孩子都依靠父母的羽翼呵護才逐漸長大，成年之後，則要學習爲自己的生命負責，培養自己的創造力、判斷力、意志力。一個家庭中的成員關係緊密，但變化、成長也一直在發生，然而朝夕相處的家庭成員卻常常不自覺，始終維持一種固定的、已經不適用的相處方式。隨著歲月流逝，有時是父母沒有進步，有時是子女沒有成長，停留在過去。

成年後的年輕人，一方面享受來自父母過多的照顧，一方面抱怨自己不被允許做這做那，這是將父母當作自己無法前進的藉口。活不出生命、不獨立的年輕人，才是不孝順！

佛洛伊德寫過一篇〈家庭羅曼史〉，開頭便這麼說道：「隨著個體的成長，從父母的權威中獲得解放，成爲其成長過程帶來的最爲必然，卻也最爲痛苦的結果之一。」鶵鳥羽豐要離巢，孩子長大要獨立，自然法則就這麼簡單！幼年時被視爲依賴與權威的父母，在你成人之後，到底是他們綁住你？還是你自己無法邁開腳步？

有些人的苦惱來自父母的語言壓力、情緒暴力，每每互相踩到痛處，久久不能釋懷。如果能夠轉念，任何苦惱都是機會，都是禮物。父母在你面前怎麼生活，不也是一種示範？一種借鏡？你有讀出他們的生命呈現中，特別爲你帶來的教誨嗎？不要忘了，正面、反面都是值得覺察、體悟的教誨。

年幼時，子女的價值觀、人生觀、世界觀都來自父母，不自覺地吸收，變成自己看待世界的態度，就好比戴上了有色眼鏡。這些「三觀」是父母看待世界的方式。他們有他們的局限性，有限認知中有著他們的偏見及創傷，也有當時的時代背景與集體意識影響。成年後，你還帶著父母的眼鏡在看世界嗎？**成年人應該爲自己負責，有意識地以自己的眼睛重新看一遍世界**，也重新客觀地看待父母，並將自己從父母受限意識的影響中釋放出來，好比脫下一副又一副的有色眼鏡一般。

當然案例中也常聽聞一種更嚴重的親子依附關係，就是子女已經被「孝順」綑綁，失去自主性。父母照顧子女是神聖的天職，但是父母不應爲了貪求過度關心，要子女回報、順從並控制他們的人生。做子女者要知道對自己的生命負責也是一項神聖的天職。

有些子女將家庭、父母看得比自己更重要，或是寧願單身照顧久病的親人，或是承接家族事業，不敢發展自己的志趣。他們起初是樂意奉獻，對父母孝順，但久而久之，被父母視爲理所當然，最終變成犧牲，就失去了自我。

巴哈醫生說：「失去自主性是產生疾病的一大主因。就是容許人格出現衝突、阻礙，無法按照靈魂的指令行事。」這情形通常在童年時期已經不知不覺開始，這些被家庭制約、綑綁，走不出去，又自怨自哀被犧牲的子女，必須學習努力拿回自己的力量。

在柯磊墨與海滿恩的著作《新巴赫花精療法1》裡，他們根據臨床經驗的研究，將花精分作十二條軌道。三個花精成爲一組，稱之爲「溝通花精→補償花精→失調花精」。每條軌道顯示情緒變化的路徑，溝通花精呈現的是表相情緒，如果失衡過度，就會有補償情緒出現（常常是相反的另一端），再繼續失衡，會有更失調的狀態，好像掉入情緒的黑洞。其中一組花精：矢車菊→冬青→松樹，能對應到受困於父母掌控，失去自主的子女情緒（這一情緒軌道不只應用於親子關係）。

願意服務、善良，難以拒絕的子女，都有一些矢車菊個性，但是越不自知，越習以爲常，就會過度失衡，最終變成了犧牲、被利用、被支配。不只因爲他們軟弱，沒有自主性，更是因爲他們高度渴望別人的認同與關愛。**矢車菊花精可以幫助這些人重新獲得獨立自主的力量。**

通常他們給予了過多的同情心與服務之後，並沒有得到自己期待的認同與愛作爲回報，就會升起憤怒——那種被人「當作踏墊」，被奴役的憤怒。但是積壓已久的軟弱個性，不習慣好好爲自己發聲，只能以情緒爆發的方式進行，如此親子之間就起了衝突。這時，**冬青花精可以療癒對愛的失望，拒絕愛的怒氣**。

衝突之後，爲人子女者，往往又是一陣內疚、自責的情緒，覺得自己不孝、不該，如果說**憤怒是將攻擊指向他人，內疚則是將攻擊指向自己**。這種情緒又讓自己再次軟弱，回到原本犧牲奉獻的模式。**松樹花精能夠釋放這些自我否定的感受**。

如果落入這種週而復始的循環，一定要清晰地覺察自己的模式，需在花精的協助下，一步步打破它。

成年子女者，想要拿回自己的自主性，爲自己生命負責，找到自己內在力量，不再被父母親負面干擾，建議以巴哈花精來支持自己，以下僅供參考：

1. **紅栗花**：放下一直牽掛家人的心。
2. **矢車菊**：找回自己的力量。

3. **胡桃：**不受舊模式影響。
4. **枸酸醬：**不再害羞膽小。
5. **落葉松：**不再缺乏自信。
6. **松樹：**不再自責內疚。
7. **冬青：**不再心懷憤怒。
8. **橡樹：**不再背負過多責任。
9. **野燕麥：**不再失去方向。
10. **野玫瑰：**感覺自己活了過來。

五、花精也能協助職場生涯

現代社會無論男女，都將人生大部分的精華歲月付諸於職場。有些人的確是爲了自己的理想打拚。也有很多人是爲了經濟因素，努力爲自己及家人賺取一份安穩。更有一些人當初依著父母的期許，或跟隨社會的主流做出選擇，也就一直在那個選擇中忙碌，不曾問過自己的心，這是我要的嗎？

「工作」是大部分成年人的生活主軸，工作帶來的不只是溫飽，工作也讓我們展現自己，肯定自己是一個有用的人，又能帶給我們不斷成長的機會。**除了家人之外，工作讓我們與其他成人接觸，是最大的人際關係修煉場**。

很多人早已習慣因工作而塡得滿滿的日常行程，即便時常抱怨工作壓力大，然而一旦失去了工作，不只失去收入，失去人際往來，空虛也撲面而來。這時你才發現除了壓力，工作帶給你的益處是之前未曾察覺的。

你是否想過工作爲你製造了一個身份的認同？一張名片或胸前的一個名牌，讓你有了一個立足社會的身份。這身份能帶給你不同程度的信心與自我肯定，但這個身份也會限制了你。事實上，你只是藉由工作，讓自己有機會扮演一個（或多個）角色。如果你爲了這個角色而有了固定信念，以爲應該要怎麼呈現，必須要怎麼表達，如此它就綁架了你，讓你忘記了眞實的自己遠超過這個身份。

如果工作職場是一個舞台，所扮演的角色也會遭遇各種問題，讓你產生各種情緒問題：工作中的個人表現、人際溝通，升遷競爭，長期工作與生活難以兼顧等等，多少都給每個人帶來了種種壓力。

當然，職場只是個人生涯的其中一個舞台，有些人自認工作不是問題，而是有其他方面的個人壓力，比如：工作之外還需要照顧病中的父母或年幼的子女。又或者，你發現棘手的不是做事，而是做人，怎麼和職場中與自己個性不合的人相處？怎麼在權威議題下生存？

我針對以下可能的職場相關狀態，做一個整理歸類，並提出可能適用的花精作爲選擇參考。企業有危機處理的專業觀念，工作中的個人也要有**面臨情緒危機**、**健康危機**的準備，重新檢視你都如何對待自己？可藉由花精來重新調整：

工作量大的壓力？

- 月底、年底的截止期限。
- 產業的旺季。
- 服務業一線人員，每日面臨的高峰時段。
- 業務突然興旺，生意量突增。
- 部門缺人，幫手不夠。

有時遇到工作量增加，雖是一個短期現象，但需趕在期限內完成，或是人手不足，只能一人當兩人用。這種必須加班、放棄休假的壓力與超出自己能力之外的負荷，很多人都體驗過。當被時間追趕，被效率催促，忙得讓人喘不過氣來時，身體上本就比平時更耗能量，壓力又讓人情緒上緊迫、緊張、緊繃。你可以考慮以下這幾個花精：

1. **榆樹：**擔心自己做不到。
2. **橡樹：**拚命想達成目標。
3. **鳳仙花：**越著急越焦慮。
4. **櫻桃李：**處於壓力導致的崩潰邊緣。
5. **橄欖：**能量耗盡，身心疲乏。
6. **野生酸蘋果：**爲了效率草草完成，不完美的感覺。

這些花精可以幫助你緩和短暫的情緒失調。但如果你的壓力屬於常態性質，還是必須自己重新調整心態，以更高的格局與視野，讓自己忙中有序，內心從容。

這不是我想要的工作？

- 每天起床都好不想要上班……
- 換了好幾份工作了，還是不滿意、不喜歡……
- 有別的工作在向我招手，要不要去呢？
- 大家都說我的工作好，千萬要捧好，我卻不這麼覺得……
- 新來乍到，不適應，覺得以前的工作較好，有些後悔……

有時我們已經知道自己並不滿意目前工作狀態或環境，但卻拖延著不去深思，繼續日復一日地維持著。以上這些內心的疑問，讓你感受到一種不確定感、茫然感與倦勤感，但你的理智與感覺還在彼此掙扎、左右矛盾。或許你需要以下花精幫助你釐清問題、回到穩定：

1. **鵝耳櫪：**確認心中的熱情。
2. **野燕麥：**讓茫然沒有方向的能量聚焦。

3. **線球草：**平衡矛盾、搖擺的心情。
4. **水蕨：**更加聆聽自己的直覺。
5. **胡桃：**適應新的環境、脫離舊能量影響。
6. **忍冬：**不再流連過往，專注現在。

我怕我不能勝任？

- 同事請產假、離職，工作都移到我這裡了。
- 怕業績達不到，被批評。
- 升職了，但我擔心做不好。
- 剛進公司，我是什麼都還不會的菜鳥。
- 晚上左思右想無法安睡。

不是工作不好，是你擔心自己「不夠好」。沒有自信、缺乏經驗、在意他人的批評與肯定、太過求好心切等等，這些想法與情緒往往是職場新鮮人或較資淺者會有的糾結。請記住，熟能生巧總是不變的進步原則。你需要培養工作上專業的技巧，也需要培養自己的耐心、信心與恆心。

以下花精可以協助你增加勇氣與信心，努力往前走，將會看到自己的進展：

1. **落葉松**：增加自己的自信心。
2. **构酸醬**：心生勇氣，不再內向畏縮。
3. **松樹**：改進錯誤，但無需自責。
4. **龍膽**：不害怕失敗，願意嘗試。
5. **榆樹**：不再以爲自己無法勝任。
6. **白栗花**：釋放過多的考慮與負面的思緒。

我的表現不好？

- 常被主管責怪、考績差。
- 拖延、草率、出錯。

•不能專注、粗心大意。

•一直搜索資訊，但無法判斷。

•兩頭爲難，無法決定。

有時候，你是眞的沒做好，常出錯、常被責備。但越焦慮，其實你越容易出包或發生小狀況。或許你需要好好的與主管溝通；或許你容易疏忽一些細節；又或許你不能只照自己原來習慣的方式處理事情。

讓以下的花精陪伴你，重新以清明的洞察力學習處理事情的方式、尊重團隊合作的原則，對過程的每一步驟更耐心也更細心：

1. **栗樹芽苞：**從錯誤中學習經驗。
2. **水蕨：**不過度聽從多方意見，失去了主見。
3. **鐵線蓮：**有創意，但也要務實。
4. **馬鞭草：**過程中自己不喜歡的部分，也會認眞處理。

5. **野玫瑰**：專心於當下，不再心不在焉。

為什麼我承擔這麼多？

- 別人不愛做的，都丟給我。
- 我好用，但卻不被重用。
- 長官太權威，我不能說不。
- 我付出這麼多，卻沒有得到該有的回報。

工作環境中，難免有比較心理，如果你有些酸溜溜的情緒無法釋懷，想怪罪他人或覺得自己委屈，這些在競爭中覺得不平的負面情緒，該如何平息呢？看看以下花精能否幫到你：

1. **矢車菊**：不再一味承受重擔，敢於拒絕。
2. **枸酸醬**：不再懦弱壓抑，敢於溝通。

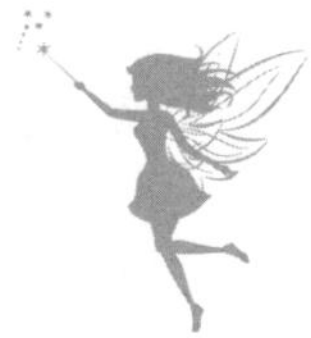

3. **龍芽草**：不再表面裝和諧，肯誠實面對問題。
4. **楊柳**：不再抱怨委屈，學習承擔責任。
5. **菊苣**：不爲追求肯定而過度涉入不屬於自己範圍的工作。

每天做相同的事？

- 枯燥、無聊、墨守成規。
- 嚴肅、嚴謹、規範。
- 失去熱忱、活力。

有時候你處於一個工作環境太久了，別人尊稱你爲前輩、老資格，你也自覺自己經驗十足，工作流程該怎麼操作、應用，你都已經熟悉得不能再熟悉了，甚至墨守成規，固守所謂的公司文化。這個工作環境已經成了你的安樂窩，日復一日好似例行公式。

殊不知，萬事萬物都日新月異，公司也需要不時注入新血、帶進新觀念，隨著時間進步、更新。希望你能嘗試以下的花精，帶動自己的活力與創意：

1. **岩泉水**：打破常規，嘗試變化與彈性。
2. **葡萄**：不再以制度、職位爲名，權威而不變通。
3. **野玫瑰**：喚回已忘記的初心，不再虛應故事。
4. **鵝耳櫪**：重新找回熱忱，願意創新改變。

為小事抓狂？

- 充滿地雷的情緒。
- 不滿、抱怨。
- 失望、憤怒。
- 鬱悶心理。

如果你在職場常有與人相處的議題，容易把職場當成人際關係的愛恨情仇八點檔劇場，或許眞正問題不在同事甲或乙，也不在這家公司或那個老闆，而是個人情緒問題，甚至在情緒暴走的背面，隱藏著很大的個人創傷，讓你難以和這個世界好好相處。

請回到自己的內心，不再怪罪外面的人事物，先照顧、處理那些被你壓抑已久的負面情緒。以下花精僅供參考，你也可能需要專業的諮詢與療癒：

1. **冬青：**釋放內心的憤怒，感受被愛。
2. **櫻桃李：**讓壓力釋放，不再處於暴走邊緣。
3. **楊柳：**專注發揮自己潛能，不聚焦自怨自艾的情緒。
4. **山毛櫸：**寬容接受不同人有不同的特質與做事方法。
5. **葡萄：**與人合作，而不專制獨斷。
6. **野生酸蘋果：**不吹毛求疵，見樹不見林。
7. **菊苣：**放下占有欲、競爭、討愛，而專注於專才表現。

失業了？待業中？

- 人生谷底。
- 經濟壓力。

- 自尊掃地。
- 空虛難耐。

這些失去工作，失去收入的狀態，如果不是出於自願的計畫，或有下一個工作機會等在前方，甚至即使是預期中的退休，也常讓人不知所措，驚慌茫然。非自願的失業，往往帶來人生中的低潮，影響自尊與自信。內心的空虛讓人承受不了，可能從此一蹶不振。但這也是前面提及的，你是否過度認同了你職場的角色，以為那個身份代表你人生的全部？完全不知道自己將怎麼面對空出來的時間？變得低靡而頹廢？

或許失業帶給你的是一個轉捩點、一個契機，讓你好好檢視自己的人生，重新規劃下一階段生命。可以挑選以下花精陪伴你、教導你在看似失敗的背後，發現更大的收穫與機會！

1. **西洋栗：**在絕望中看到希望。
2. **龍芽草：**脫下面具，面對眞實的自己。

3. **野燕麥：**釋放茫然之後，找到新的方向。

4. **聖星百合：**療癒撫慰受傷的心。

還有別忘了，**任何職場的緊急狀態，或是重要又令人緊張的時刻，你的首要選擇是急救花精**。壓力越大時，越要多覺察自己，隨時按個暫停鍵，深呼吸一下，喝一杯花精水，都能給你再繼續努力的勇氣與信心。

重要提醒

本文的最後，再帶給你三個重要提醒：

1. 越緊急重大的決策，越不要衝動或受他人影響，有時也要信任自己的直覺。
2. 越接近最後期限，越要放慢速度，小心仔細，不要急躁驚慌。
3. 工作是人生重要的一部分，但不是全部。每一個人都需要留得青山在，保持身心健康，才能發揮全部的自己，創造精采的人生！

六、痛失所愛的哀傷與震驚

面對生命無常

「生命無常」是一句大家都會說的老話，但不等到自己親身經歷，不會有深刻感觸。生命中有一種痛——是震驚、是突如其來、是措手不及的失去所愛。

失去之後呢？日子還是要過，有人能夠較快走出；有人需要較長的時間。較快走出的人往往被他人稱讚「你好堅強」；很難走出的人，往往被他人安慰「要想開一點」。

但意想不到的是——有些人在跌入谷底，頹廢多日之後，竟然像乾涸的井，湧出水來，重新拿回生命力量；而堅強的人表面上振作起來，那些未領受完成的傷痛壓抑在潛意識中，卻形成對生命的消沉與痲木，甚至會在多年後反撲，成爲身體疾病的訊號。

當人面對最深的失落時，都會哀傷。**哀傷並不一定是一種負面情緒。但是哀傷下面還有好多其他負面情緒**，恐懼、難以置信、自責、被遺棄，憤怒、惋惜……處理這些情緒需要時間，也需要出口來化解。

哀傷需要時間癒合

給予自己一段時間，也尊重他人需要一段時間，失去所愛之後，**悲傷很重要！那是心中遺留的愛需要出口。**

伊莉莎白・萊瑟（Elizabeth Lesser）在《破碎重生》（*Broken Open: How Difficult Times Can Help Us Grow*）中寫道：「哀傷是一門藝術，好好的爲失去某人或某物——父母、愛人、孩子、一個時代、家、工作——而哀傷，是一項創造性的行動，需要注意力、耐心與勇氣。但大多數人不知道如何哀傷，沒有人教過我們。我們的文化喜歡速食模式的哀悼——很快地克服，很快地回到工作，貼上『了結』的繃帶，繼續前進。」

痛失所愛之後的哀傷、震驚、空洞、麻木，適合以聖星百合花精療癒。《百日告別》這部電影就是一個非常帶有聖星百合花精療癒感的故事。男女主角各自因爲意外突然失去另一半，經由「做七」的習俗，經由「百日」的光陰，一遍一遍跟過去告別，才慢慢走出傷痛。

在我的譯作《綻放如花》（*Bloom: Using Flower Essences for Personal Development and Spiritual Growth*）中，剛好有一段作者史岱方・波爾（Stefan Ball）的論述，極其

貼切地與《百日告別》這部電影故事相應合：

「生命中有一種震驚我們都會遇到，就是失去所愛的人。**喪親時悲傷才是有益的、療癒的反應，允許死亡與葬禮之間有段緩衝時間，這是社會所顯現的智慧。**」

書中談到，「服喪期間讓我們從正常生活中暫時退避，我們不再想著每天所關心的工作、生活或瑣事。思念、哀悼、回憶以及紀念儀式，都是必要的療癒過程。讓我們好慢慢習慣接受我們所失去的，明瞭它對我們的意義。

「這段時間結束後，我們埋葬或火化我們失去的人所遺下的——象徵這段反思時間的結束，我們可以開始繼續走下去，也從我們的經驗中改變、調適了。」

不帶批判的哀傷，以淚水表達思念，療癒創痛，其實是一劑良藥。每一個人需要悼念的時間不一，有人能夠較快走出，有人需要較長的時間，都需要得到體諒，得到尊重。一些人甚至會批評自己的悲傷，稱之為負面情緒，因為害怕自己陷入沮喪、自憐、內疚或是混亂之中太久。此時，**松樹**、**岩玫瑰**、**西洋栗**、**野玫瑰或龍芽草等花精**，都是協助過渡期的好幫手，可以與**聖星百合花精**並用。

哀傷——會為我們帶來生命中的禮物。讓人因為失去而找到生命中最重要的事，更加珍惜。哀傷也可以使我們變得深刻，更加謙卑地去探尋生命的眞諦。哀傷也會讓人因爲表達了脆弱，而體驗到被關懷、被愛與被支持，從而帶給我們維繫關係的力量。

哀傷時，需要承認自己的感情與脆弱，這是正常的情緒，不是負面的情緒。哀傷時不需要靠花精或其他方法來「移除哀傷」。

聖星百合花精的作用是療癒與回復，陪伴我們度過哀傷期，幫助我們穿越哀傷的過程，重回生活的正軌。

七、女性的自我否定

《內在女性覺醒》（*De verboden vrouw spreekt: Maria Magdalena over de liefde*）作者潘蜜拉．克里柏（Pamela Kribbe）在書中提及有關女性的自我否定陰影。「**女性往往認爲自己是遵從美德行事，儘管她們的行爲其實完全違背了自身的本性。如此這般，她們一直無法看到自己的陰影。**」

「比如，她們認爲善良賢惠、樂於助人、富於同理心、符合社會要求、具有親和力、善於安撫他人等都是美德，而自私、倔強、不順從、不守禮節、不隨主流都是缺點。自小到大，她們或明或暗地被灌輸了諸如此類的觀念與定義。

「在許多女性心中，憤怒、盡歡、叛逆等行爲依舊是禁忌。女性常常不得不忍氣吞聲，以扮演那善良賢惠、舉止得體的角色。她們言不由衷，嘴上說『好的』，內心的感受卻是『不好的』。因爲害怕被看作是『壞女人』，害怕被譴責，她們刻意扮演著有違本性的角色。」

的確，無論東方、西方，在二十一世紀的今天，女性要掙脫全人類長久以來，以男性能量爲主的集體意識包袱仍非易事。

給鐵娘子們的花精

在外在的表現上，如今女性都已經可以與男性平起平坐，讀書、工作、升遷，有機會與男性競爭，一較長短，甚至勝出。世界上女性企業集團領導人不勝枚舉，女性擔當國家總統、總理的也有多位。但她們展現的成功卻依然是「陽性能量」。

因爲要想在目前這個集體意識組成的世界獲得成功，無論男女都必須表現得強勢、理性、積極、有競爭力。很多女性爲了生存、爲了獲得肯定，早就棄置她們本來擁有的

「陰性能量」，戴上強勢陽性表達的面具，在職場社會中打拚。她們不知道，在潛意識中，她們自己也否定了、歧視了自己的女性特質。

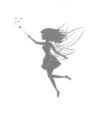

好多家庭中的母親，爲了追求自己志業夢想，又不能割捨家庭責任，職業婦女必須蠟燭兩頭燒，重擔一肩扛的例子比比皆是。以致許多女性常常處於緊繃、焦慮、過勞、固執、操煩太多、擔心太多。

經由現代教育制度，無論男女都被培養了邏輯、分析、理性思考的能力，而忽略了表達感受、誠實看到自己情感的能力。許多女性在很多衝突、爭執中，也以爲眞理必須越辯越明，只顧看事情的對與錯，沒有尊重對方與自己的感受。女強人們被訓練得不示弱、不撒嬌、不求援，失去了女性本有的柔軟與彈性。

如果妳正是如此，**以下的花精可以協助「女漢子們」釋放使用過度的陽剛能量：**

1. **鳳仙花：**急躁、火爆，不耐煩。
2. **馬鞭草：**過度火熱的推銷、亢奮、挫折感強。
3. **葡萄：**獨斷、固執、僵硬。

4. **山毛櫸：**批評、看不順眼一切、挑剔、找碴。
5. **岩泉水：**固執、死守原則，不知變通、沒彈性。
6. **橡樹：**一肩扛責任、過度堅強、堅持、僵固、壓力。

給弱女子們的花精

另外一群女性呢，則是持續在社會文化的要求下，繼續扮演三從四德、賢妻良母的角色。她們忽略自己想要什麼，每日付出貢獻，長期將眼光放在家人、情人、孩子身上，失去了自我的價值，只在意是否達成他人的期待。

在壓力、付出甚至犧牲的角色下，不斷地壓抑自己的眞實感受，挫折感與憤怒逐漸於內在積累起來，爆發是遲早的事。情緒爆發之後，這些女性更增自責、內疚，怪罪自己表現不好。如果只把眼光放在他人身上，爲人付出，就容易忽略自己的生命價值，讓這些傳統女性盡心盡力之後還覺得自己柔弱、一無是處，她們失去自信，也失去快樂。這些人也同樣陰陽能量失調。

久而久之，問她們你有什麼夢想，她們可能一片空白，答不上來。如果問她們，妳愛自己嗎？她或許會以爲這樣就太自私了，萬萬不敢想。當然，她們也可能口頭會說要愛自己，但依然將丈夫、孩子，或父母看得比自己更重要。

這些女性，需要重新審視自己，愛自己的價値，發揮自己的特質，擴展自己的能力。**以下花精將協助「弱女子們」找回自己、拿回力量：**

1. **矢車菊：**不敢拒絕他人，渴求認同。
2. **枸酸醬：**害怕膽小，不敢作主。
3. **落葉松：**沒有自信，覺得無能。
4. **松樹：**歉咎自責，甚至將不是自己的過錯攬在身上。
5. **菊苣：**以愛爲名，渴求回報、依附關係。

八、寬恕好難

寬恕不是口號，不是說到就可做到……「寬恕」不只是道歉、對不起、拍謝、失禮、sorry、excuse me 的那種程度。

「寬恕」其實是一條修復的路。從受傷、憤怒、不理解、不平、責怪、內疚、恐懼、防衛……到釋放、到釋然、到愛自己、到接納、到傾聽、到讀懂、到愛的流動、到有力量、到平等心這一長串的功課。

寬恕他人

寬恕，是自己的功課，無關他人。不能寬恕他人，也一定還無法原諒自己。在情感糾結的過程中我們都會鬱悶、逃避、找藉口、各種頭腦的把戲出籠，責怪——像一把雙面刃，不時地朝向對方又轉向自己。

因爲不能寬恕對方，就選擇避而不視、斷了關係，以爲自己就會好了的人，其實就像是吃了止痛藥，不再痛一般，你只是不去看而已，並未治癒病因。反倒是有些人因爲不能逃開，必須綁在糾纏的關係中，才有機會在痛中療癒。

奇蹟課程出版保羅．費里尼（**Paul Ferrini**）的小書《寬恕十二招》（*The Twelve Steps of Forgiveness*）說：「我們攻擊批評他人，殊不知我們最終都是在攻擊批評自己。若是爲自己的攻擊辯護，並拒絕修正，那麼還會產生內疚感。自尊心不足的人，通

常就是喜歡批評別人的人。越會批評別人，其實在潛意識就越會批評自己。因爲所有的投射都會返回原處。**一個人不能靠否定別人**來肯定自己。意識到這點，就要能開始爲自己的攻擊負責，並且放下內疚。因爲**所有攻擊的背後是恐懼，是呼求愛。**」

玩過迴力棒遊戲的人都瞭解那種力量施出去，再次回到自己身上的感受。所有的攻擊與被攻擊都是一回事。**我們常常以爲自己是被害人，但關係中的對方往往也認爲自己是被害人。**

原諒自己

每一個讓人痛苦的人生課題裡都有我們可以學習的事，可以放下的事和可以感激的事。寬恕了自己，才能寬恕他人。學習寬恕，只需先開始寬恕自己。

這樣的功課並不容易，有時會有一遍遍重複的劇情（複習考）出現，端看我們能否在當下察覺，並做出愛的選擇。直到有一天，回首時，發現自己已不再演出同一劇本，曾經激動難平的情緒全都雲淡風輕，就表示因果已經平衡，業力已經釋放，個人的提升進化，已經又更上層樓。

發現自己雖然很想寬恕，卻寬恕不了？可能該釋放的憤怒還沒有清乾淨？可能還有害怕恐懼的情緒？可能還有不實際的期待，對對方也對自己？可能還有揮之不去的固執信念與記憶，束縛了自己？

參考以下巴哈花精，在我們學習寬恕的旅途上，多些貼心的好幫手：

1. **聖星百合：**安慰受傷的心。
2. **冬青：**釋放憤怒、攻擊感，找回愛。
3. **松樹：**釋放內疚自責感。
4. **楊柳：**不再以受害人心態自怨自艾。
5. **山毛櫸：**對自己、他人寬容，不再挑剔批評。
6. **野生酸蘋果：**愛自己，接受不完美的自己。
7. **西洋栗：**歷經靈魂暗夜的重生。
8. **矢車菊：**勇敢設立邊界。
9. **栗樹芽苞：**學會功課，不再重蹈覆轍。
10. **忍冬：**不再深陷過去的影響。

九、被執著控制

現代生活中幾乎人人都有強迫症、上癮症的傾向，或輕或重。我無意討論眞正病理上的強迫症與上癮症，以下想分享的是這兩種傾向狀態，其背後的情緒，以及該如何調整自己。

人類被造物主賦予了自由意志，在不妨礙他人與法律之下，一般都可以依自己的自由意志選擇、決定，這就是自主性，也是自由。但是有些人深受不自由與無法控制之苦，並且這種身不由己的被控制，不是來自外界，而是**被自己的執著所控制**。

佛教中把**人性的煩惱歸結爲這三毒：貪、嗔、痴**。既然是人性，誰不如此？每個人都有一些小小的、屬於個人的執著。你呢？是否有以下這些狀態？晨起一定要一杯咖啡，否則無法喚醒自己；每個小時一定要男友通報一次行程狀態，否則無法放心；每天早起第一件事與臨睡最後一件事都是滑手機、檢查訊息，怕漏了什麼似的，有資訊焦慮。

如果有以上類似的執著，你能夠自知，也可以叫停，都不算太嚴重。人人都可能有偏好、偏見、固執的小毛病，但要小心的是，執著越強烈，失衡越厲害，越失去自主的控制，它將把你帶往強迫或上癮的傾向上。

強迫症

強烈的喜歡以及強烈的不喜歡，這兩端都是一樣的執著。**生命中最嚴重的執著，包括了「非要不可的渴望」和「抵死不從的抗拒」**，也就是你「一定要的」，和「一定不要的」兩極。一個人越有執念，越想控制，越希望照著自己的意思走，這兩種極端欲望的能量就越強大，將會像迴力棒一樣回頭打擊我們。

從小到大，你有沒有遇過這樣的朋友，外表漂亮、成績優秀、認眞努力、有高度責任感，卻常自責、注重細節、太追求完美，變得僵化與固執？如果人家誇讚她是完美主義者，她會頗爲自得地點頭贊同。

這樣的性格沒有不好，只是他們對完美越「執著」，就越不能接受一點點「不完美」。一心想要控制生命中的大小事務，意志力與自我都會變得很頑固，如意時可以驕傲地說，我就是這麼完美優秀，我辦得到。一旦遇到挫折、低落、焦慮時，個性中追求完美的情結，就想找一種方式擺脫它，以達到保護自己追求完美的目的。越不承認、越不接納自己種種負面想法，就只能適得其反，往往加重了執著，最後導向或輕或重的強迫症狀。

當一個人開始有一些強迫性意念或強迫性行爲時，不一定自覺，可能還覺得是美好的習慣或性格。比方說：一定要將物件排列得整整齊齊；開始追一部韓劇就非得要一口氣連夜看完；出國旅行規劃詳細的行程，一定要吃到網友推薦的當地餐廳，一定要按照計畫好的行程走完等等。

這些「**一定要**」的下面都隱藏了「**一定不要**」的炸彈，當事與願違時，挫折、沮喪、焦慮的情緒都會很強烈。對自己的執著不加控制，就會冒出更多想要重複的行爲，直到這些執著壯大，像是有了生命，倒過來成爲主宰，帶來更多困擾。

檢視你有這樣強迫行爲的情形嗎？內心焦躁不安，只有做出某種特定的行爲才能稍稍緩解，一旦停下來就又坐立不安，並且**沒有辦法控制住自己不做**？像是：焦慮緊張時會不停的轉筆、啃指甲；新冠病毒出現以來就很怕細菌，不停地洗手、噴酒精等等；嚴重者，腦海不時浮現的強迫意念，包括：想要攻擊打人；想要用頭撞牆；重複祈禱；不停檢查門是否關好；怕書沒念完而不停回頭從第一頁開始等等。

強迫行爲的動機，原來是用來確保心中的安全感，增加滿足感。但做了之後，只會更依賴、更執著，也依舊焦慮，並沒有獲得安全感的確保。一天當中用了太多精力重複一些動作或作爲，好讓自己安穩，就剩下不多的精力做其他該做的事，也不能將注意力放在看見環境中眞正發生的事情上頭了。

上癮症

上癮的背後也是執著。上癮傾向的表面上是想要更多、想要再多的那種欲望。癮症發作時，欲望也像強迫症一樣，必須被滿足。**這種欲望的背後其實是匱乏感，即使短暫地被物質滿足，緊接著精神上的空虛就會襲來**。

匱乏感像是一個內心黑洞，因爲太痛苦，不敢看，也不知可以用什麼來填補、滿足自己，**越不敢看**，越想分散注意力，於是就藉由外在事物——尤其是娛樂性的事物，好來遮掩內心的痛苦。

當心情抑鬱、壓力積聚時，對某件事物上癮、沉迷，就成了人們解壓的方式。不要以爲只有染上菸、酒精、性、賭博、毒品，這些嚴重的、負面的癖好，才是不應該的、需要戒除的癮。就連程度輕微的、無傷大雅的愛好：甜點、購物、遊戲、社群網站，也會讓人無法自拔而上癮。它們看似不同，功用全一樣：**一種壓抑情緒的填充物**。

如同《疾病的希望》一書作者所說的：「**成癮是一種渴求，成癮的人會渴望得到某種東西，卻過早停止尋找，而卡在某種替代物的層面中。**」想想看你迷上的東西背後，與你眞正渴望的，有無象徵意義的相關性？比如嗜吃甜食，是否因爲迷戀那種如親密愛人間的甜蜜？酗酒，是否嚮往那種放下頭腦、放下自我，感受到與同伴或與萬事萬物合一的安定與鬆弛？

上癮需求是我們用來掌控眼前事物的主要方式之一，幫我們將焦慮和痛苦阻擋在外，並用來安慰不被滿足的需求。如果不轉而回頭看看那個讓自己感到脆弱的、驚恐的黑洞，這些癮最終只會控制自己，無法滿足空洞的填補。

另外，一般人會產生無意識的上癮，往往是從愛好、興趣、喜歡、吸引開始，到漸漸沉迷。**有所愛好，不成問題，是不知節制，才漸漸將愛好像滾雪球一樣地變大，上癮而不自知**。一般人聽到上癮症，以爲在說需要戒菸、戒酒、戒毒的那些人，殊不知，正常人多少都有上癮傾向，甚至連一般人自認爲是正向的、嗜好的，甚至視爲生活主軸的，都可能成爲上癮傾向。

譬如：**運動狂**，一定要維持六塊肌、馬甲肌，或低體脂率的人；**工作狂**，心目中只有工作，一心一意打拚事業，無暇顧及其他，甚至生活無法自理；也有的人是**母愛上癮**，將孩子視爲命，全天候伺候小王子、小公主，變成了老媽子。**陷入愛情中的人**，也可能執著、迷戀，陷入不健康的「需要與滿足」的關係迴圈，讓雙方變成互依存的上癮關係。「一句我不能沒有你」，在關係美好時聽起來很動人，然而當關係無法走下去，一方又不願脫離時，這份執著可能就是釀成社會情殺案的背後原因。

精神醫學定義「上癮」，是指一直重複沉溺於某種行爲，並且被這種行爲控制，無法抗拒擺脫，一旦停止會產生恐慌、害怕、焦慮，甚至影響到日常生活。這些失衡有可能是在一次大打擊之後，建立出來新的替代性行爲，也有可能是日常不知不覺中養成的習慣。**記住：任何你非常依賴的，最後都會賴上你，讓你失去平衡，戒不掉**。

不論是強迫症或上癮症，都有控制與執著的傾向，可以參考使用以下花精。同時也要捫心自問：「我想要控制什麼？」這答案往往關乎「我想要壓抑什麼樣的害怕？」在服用花精的同時，盡量練習接納、放鬆、臣服。當自己能夠敞開心胸，以平常心、平等心看淡人間百態，就不易有偏執、強求、抵抗等失衡的心理狀態了。

1. **野生酸蘋果：**極度追求完美。
2. **龍芽草：**極力控制並壓抑黑暗面。
3. **櫻桃李：**越想壓抑越失控。
4. **菊苣：**緊緊抓住關係中愛的對象。
5. **栗樹芽孢：**不斷重複舊模式。
6. **忍冬：**想緊緊抓住過去。
7. **岩泉水：**墨守成規、固執，以意志力主宰人生。

十、無以名之的情緒

難以形容的情緒

有沒有過這種經驗——某些時候你莫名覺得心頭悶悶的、暗淡的，但說不出來哪裡不好？

我們習慣用五官去感受，再用頭腦去解讀——這一種不好到底是因爲身體不舒服？

還是擔心今口的行程？還是昨日跟家人的不愉快尚未退潮？

有時候眞的都不是！但就是一種莫名的鬱悶、莫名的不安，或是莫名的茫茫然……或許這是你超越五官感受之外更細微的能量感受，或許這是你從潛意識浮上來的情緒，又或許這是一種靈性的提醒？

巴哈花精的自用者，一開始學習辨識自己的情緒，對於已經呈現出來的表面情緒最容易懂，生氣了、煩躁了、害怕了……接著開始體會情緒下面的隱藏情緒，「我不是對人憤怒，我是自責」、「我不是害怕壁虎，我是覺得生命受到威脅」……。

再來就是要練習察覺我們常常都會遇到的，但都選擇忽略、不當回事的「無以名之」的情緒。因爲這些情緒不像憤怒、悲傷、嫉妒等那麼容易察覺，所以我們總是後知後覺，有時一兩天，有時拖很久。

莫名的感受

用英文表達，我們會給個藉口：「It's not my day.」（今天諸事不順），甚至託辭：「I got up on the wrong side of the bed.」（起床下錯邊），就因爲感受莫名且無法歸類！

「莫名」當然也是一種「無明」。如果能及早察覺，就不會陷入無明，也不會積累情緒，慢慢變成更嚴重的問題。

如果你最近也有那些難以命名、無法形容的情緒，甚至在心裡想說：這也算情緒嗎？看看這些花是否能幫助你（當然也可能不只這些）：

1. **白楊：**協助釋放莫名的恐懼、惶惶不安感、不祥的預感、說不出來的不舒服。
2. **芥茉：**協助釋放莫名的鬱悶、灰色的心情、沒來由的down到谷底。
3. **野燕麥：**消融莫名的茫然感、無用感、心無方向的漂泊感。
4. **鵝耳櫪：**消融莫名的沒活力感、缺乏生命熱情感、沒動力感。
5. **水堇：**釋放那些因爲與人疏離、孤單而累積的淡淡悲傷感、幽幽寂寞感。

讓花精越早協助消融那些「莫名」，你就不再越陷「無明」，每一天都可以是輕鬆、和諧、愉悅的！

【第六篇】

結語與附錄

一、結語

書稿完成時是二〇二〇年新冠肺炎全球蔓延，威脅人類的關鍵時刻，付梓出版的此刻，疫情也並未遠離。染病者中有許多重症者，是因爲本身就有慢性病，免疫能力較弱。如果我們能夠平時就關注自己身心靈的健康，就等於建立強健的免疫系統，不但對細菌、病毒免疫，也對很多負面的集體意識免疫。如果說病毒攻擊人類的疫情就像戰爭，那麼照顧自己的身心，用「養兵千日，用兵一時」來比喻也不爲過。

我們將明白活出健康、和諧的生命是我們自己的責任，不要被動地倚賴、交託在科技、醫療的手上。也希望人類終於理解我們需要尊重大自然中的所有生命，需要順應大自然的律動與週期，同時認清我們自己也是大自然的一部分。

尤其重要的是：讓我們都能學會愛，不但愛鄰如己，也要愛己如鄰，因爲我們全都是一個整體啊！疫情後的新紀元，人們需要的正是在本書第二篇介紹過，巴哈中心大門上刻印的三項美好品質——**簡單** Simplicity，**謙遜** Humility，**慈悲** Compassion。透過花精，我們的確可以療癒生命！

最後的最後，我想以兩首小詩送給讀者。一首是我自己的創作〈你還好嗎？〉，它是爲自我療癒者的心路歷程加油打氣的一首小詩。

另一首〈如果〉是英國詩人、諾貝爾文學獎得主吉卜林的作品，被引用在巴哈的《釋放自我》的小書中，這首詩完全展現一個處於平衡、自由、和平、光與愛之中的靈魂，一個我們期許花精可以帶領我們抵達的內心境界。

你還好嗎？

不要問我你還好嗎？
這叫我如何回答……

人生總是
喜劇與悲劇同時上演，
就好像隔鄰的兩個放映廳，
背景還是前題？

只看焦點聚在哪裡。
沒有漆黑的夜空，
怎顯得璀燦綻放的煙火？
沒有曲折險惡的山稜，
怎有傾瀉怒放的瀑布？
一個回神
台上演員已經謝幕，
台下觀眾卻如此入戲……

所以
不要問我你還好嗎？
我哭過又笑，
跌倒又起，
時而困惑時而清明；

千般風景我都看過，
萬般滋味我皆嘗過。

斷井頹垣中老舊已然壞死，
同時也重生著新芽嫩綠；
只要心中火炬不滅，
人生這齣戲有什麼可以難倒我！

——柳婷　Tina Liu

如果

如果周圍的人毫無理性地向你發難，你仍能鎮定自若保持冷靜；
如果眾人對你心存猜忌，你仍能自信如常，而不去枉加辯論；

如果你肯耐心等待不急不躁，
或遭人誹謗卻不以牙還牙，遭人憎恨卻不以惡報惡；
既不裝腔作勢，亦不氣盛趾高。

如果你有夢想，而又不爲夢主宰；
如果你有神思，而又不走火入魔；
如果你坦然面對勝利和災難，對虛渺的勝負榮辱平等看待。

如果能忍受你曾講過的事實被惡棍扭曲，用於蒙騙傻子，而不心生哀怨。
或者，看著畢生守護的事物被破壞，你俯下身去，
用破舊的工具將它修補，而不輕言放棄；

如果你敢把取得的一切勝利，爲了更崇高的目標孤注一擲，
面臨失去，決心東山再起，且絕口不提自己的損失。

如果人們早已離你而去，你仍能堅守陣地奮力前驅，
身上已一無所有，意志力仍在高喊「堅持下去」。

如果你與村夫交談而不離謙恭之態，和王侯散步而不露諂媚之顏；
如果他人的愛憎，左右不了你的正氣，如果你與任何人爲伍，都能卓然獨立；
如果你能惜時如金，利用每一分鐘不可追回的光陰；

那麼，你的修爲就會如天地般博大，並擁有了屬於自己的世界，
而更重要的是——孩子，你將成爲一個眞正頂天立地的人！

——魯德亞德．吉卜林　Rudyard Kipling

二、附錄：快速查閱本書38種巴哈花精（按英文字母列表）

花精英文名	常見中文名	頁數	擔任功效	花語提醒
Agrimony	龍芽草	116	敏感脆弱的療癒師	誠實面對自己
Aspen	白楊	080	恐懼害怕的守護員	信任宇宙，抬頭挺胸
Beech	山毛櫸	174	掌控緊繃的鬆弛劑	同理與體諒
Centaury	矢車菊	120	敏感脆弱的療癒師	拿回生命主導權
Cerato	水蕨、紫金蓮、希拉圖	095	懷疑沒自信的推手	信任自己，傾聽直覺
Cherry Plum	櫻桃李	084	恐懼害怕的守護員	放鬆與解壓
Chestnut Bud	栗樹芽苞、栗子芽	135	專注行動的聚光燈	從錯誤中學習
Chicory	菊苣	176	掌控緊繃的鬆弛劑	愛不占有，彼此自由
Clematis	鐵線蓮	139	專注行動的聚光燈	築夢踏實，落實人間
Crab Apple	野生酸蘋果	192	消沉意志的啦啦隊	接納全部的自己
Elm	榆樹	198	消沉意志的啦啦隊	按下暫停鍵
Gentian	龍膽	100	懷疑沒自信的推手	克服困難，樂觀以對
Gorse	荊荳	103	懷疑沒自信的推手	守著陽光，守著希望
Heather	石楠	158	孤單寂寞的陪伴者	安靜與聆聽
Holly	冬青	123	敏感脆弱的療癒師	我渴望的是愛
Honeysuckle	忍冬	141	專注行動的聚光燈	記憶存檔，活在當下
Hornbeam	鵝耳櫪、角樹	105	懷疑沒自信的推手	重回朝氣蓬勃
Impatiens	鳳仙花	163	孤單寂寞的陪伴者	從容與寬容
Larch	落葉松	202	恐懼害怕的守護員	全力以赴

花精英文名	常見中文名	頁數	擔任功效	花語提醒
Mimulus	构酸醬、龍頭花	076	恐懼害怕的守護員	內在的力量
Mustard	芥茉	144	專注行動的聚光燈	雨過天晴
Oak	橡樹	205	消沉意志的啦啦隊	量力而為
Olive	橄欖	149	專注行動的聚光燈	徹底休息
Pine	松樹	208	消沉意志的啦啦隊	原諒自己
Red Chestnut	紅栗花	088	恐懼害怕的守護員	放手與祝福
Rock Rose	岩玫瑰、岩薔薇	082	恐懼害怕的守護員	有勇氣行動
Rock Water	岩泉水	179	掌控緊繃的鬆弛劑	靈活與彈性
Scleranthus	線球草、史開蘭、硬花草	106	懷疑沒自信的推手	下定決心，接受決定
Star of Bethlehem	聖星百合、伯利恆之星	190	消沉意志的啦啦隊	療癒創傷，恢復完整
Sweet Chestnut	西洋栗、甜栗花	211	消沉意志的啦啦隊	信任黎明的到來
Vervain	馬鞭草	181	掌控緊繃的鬆弛劑	換個角度，欣賞世界
Vine	葡萄	183	掌控緊繃的鬆弛劑	胸襟廣闊，海納百川
Walnut	胡桃	127	敏感脆弱的療癒師	提供保護，帶來安穩
Water Violet	水堇、美州赫頓草	166	孤單寂寞的陪伴者	與人連結，樂於分享
White Chestnut	白栗花	133	專注行動的聚光燈	鎮定思緒，回到清晰
Wild Oat	野燕麥	109	懷疑沒自信的推手	找到自己的定位
Wild Rose	野玫瑰、野薔薇	147	專注行動的聚光燈	享受生命的樂趣
Willow	楊柳、柳樹	196	消沉意志的啦啦隊	為自己負責

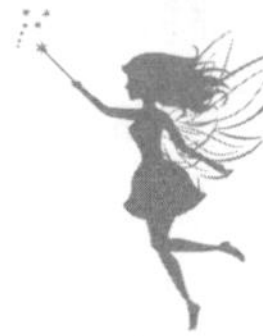

參考書目

《自我治療》愛德華．巴哈著，蘇定霖譯／中永實業發出版

《釋放自我》愛德華．巴哈著，蘇定霖譯／中永實業發出版

《綻放如花》史岱方．波爾著，柳婷、朱芝瑩、吳秉臢、張之芃譯／橡樹林出版

《新巴赫花精療法1》笛特瑪．柯磊墨、哈根．海滿恩著，王眞心譯／心靈工坊出版

《靈魂之心》蓋瑞．祖卡夫、琳達．法蘭西絲著，阿光譯／漫步文化出版

《心靈能量》大衛．霍金斯著，蔡孟璇譯／方智出版

《身心合一》肯恩．戴特沃德著，邱溫譯／生命潛能出版

《七種體型隱藏的心靈密碼》肖然著／世界圖書出版

《疾病的希望》托瓦爾特．德特雷福仁、呂迪格．達爾可著，易之新譯／心靈工坊出版

《神奇的植物靈療癒法》潘．蒙哥馬利著，丘羽先譯／生命潛能出版

《植物的祕密生命》彼得．湯京士著，薛絢譯／臺灣商務出版

《水知道答案》江本勝著，陳滌譯／悅讀名品出版
《死過一次才學會愛》艾妮塔・穆札尼著，隨芃譯／橡實文化出版
《終結拖延症》威廉・克瑙斯著／中國機械工業出版
《內在女性覺醒》潘蜜拉・克里柏著，艾琦譯／方智出版
《寬恕十二招》保羅・費里尼著，周玲瑩譯／奇蹟資訊中心出版
《破碎重生》伊莉莎白・萊瑟著，巫士譯／方智出版

衆生系列 JP0182

透過花精療癒生命：巴哈花精的情緒鍊金術

作　　者／柳婷
責任編輯／鄭兆婷
業　　務／顏宏紋

總 編 輯／張嘉芳
出　　版／橡樹林文化
城邦文化事業股份有限公司
104 台北市民生東路二段 141 號 5 樓
電話：(02)2500-7696　傳眞：(02)2500-1951
發　　行／英屬蓋曼群島商家庭傳媒股份有限公司城邦分公司
104 台北市中山區民生東路二段 141 號 2 樓
客服服務專線：(02)25007718；25001991
24 小時傳眞專線：(02)25001990；25001991
服務時間：週一至週五上午 09:30 ～ 12:00；下午 13:30 ～ 17:00
劃撥帳號：19863813　戶名：書虫股份有限公司
讀者服務信箱：service@readingclub.com.tw
香港發行所／城邦（香港）出版集團有限公司
香港灣仔駱克道 193 號東超商業中心 1 樓
電話：(852)25086231　傳眞：(852)25789337
Email: hkcite@biznetvigator.com
馬新發行所／城邦（馬新）出版集團【Cité (M) Sdn.Bhd. (458372 U)】
41, Jalan Radin Anum, Bandar Baru Sri Petaling,
57000 Kuala Lumpur, Malaysia.
電話：(603) 90578822　傳眞：(603) 90576622
Email：cite@cite.com.my

封面設計／兩顆酸梅
內文排版／歐陽碧智
印　　刷／韋懋實業有限公司

初版一刷／ 2021 年 5 月
ISBN ／ 978-986-06415-4-7
定價／ 400 元

城邦讀書花園
www.cite.com.tw

國家圖書館出版品預行編目（CIP）資料

透過花精療癒生命：巴哈花精的情緒鍊金術／柳婷著 . -- 初版 . -- 臺北市：橡樹林文化，城邦文化出版：家庭傳媒城邦分公司發行，2021.05
面；　公分 . --（衆生；JP0182）
ISBN 978-986-06415-4-7（平裝）

1. 自然療法　2. 順勢療法

418.995　　110006524

104 台北市中山區民生東路二段 141 號 5 樓

城邦文化事業股份有限公司
橡樹林出版事業部　收

請沿虛線剪下對折裝訂寄回，謝謝！

|橡|樹|林|

書名：透過花精療癒生命：巴哈花精的情緒鍊金術　書號：JP0182

橡樹林文化

讀者回函卡

感謝您對橡樹林出版社之支持，請將您的建議提供給我們參考與改進；請別忘了給我們一些鼓勵，我們會更加努力，出版好書與您結緣。

姓名：＿＿＿＿＿＿＿＿ ☐女 ☐男 生日：西元＿＿＿＿＿年

Email：＿＿＿＿＿＿＿＿＿＿＿＿＿＿＿＿

●您從何處知道此書？

☐書店 ☐書訊 ☐書評 ☐報紙 ☐廣播 ☐網路 ☐廣告 DM

☐親友介紹 ☐橡樹林電子報 ☐其他＿＿＿＿＿＿

●您以何種方式購買本書？

☐誠品書店 ☐誠品網路書店 ☐金石堂書店 ☐金石堂網路書店

☐博客來網路書店 ☐其他＿＿＿＿＿＿

●您希望我們未來出版哪一種主題的書？（可複選）

☐佛法生活應用 ☐教理 ☐實修法門介紹 ☐大師開示 ☐大師傳記

☐佛教圖解百科 ☐其他＿＿＿＿＿＿

●您對本書的建議：

＿＿＿＿＿＿＿＿＿＿＿＿＿＿＿＿＿＿＿＿

＿＿＿＿＿＿＿＿＿＿＿＿＿＿＿＿＿＿＿＿

＿＿＿＿＿＿＿＿＿＿＿＿＿＿＿＿＿＿＿＿

非常感謝您提供基本資料，基於行銷及客戶管理或其他合於營業登記項目或章程所定業務需要之目的，家庭傳媒集團（即英屬蓋曼群商家庭傳媒股分有限公司城邦分公司、城邦文化事業股分有限公司、書虫股分有限公司、墨刻出版股分有限公司、城邦原創股分有限公司）於本集團之營運期間及地區內，將不定期以MAIL訊息發送方式，利用您的個人資料於提供讀者產品相關之消費與活動訊息，如您有依照個資法第三條或其他需服務之務，得致電本公司客服。

我已經完全了解左述內容，並同意本人資料依上述範圍內使用。

＿＿＿＿＿＿＿＿＿＿（簽名）

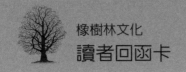